U0241639

本书编委会

主　编：

刘剑锋　宋京红

副主编：

刘玺儒　赖安婷　刘美含
党迎迎　朱婷钰　刘　谦

编　委（按姓氏笔画排序）：

王诗恒　刘　苏　刘丽苹　刘佰汇　孙继红
杨向东　邱志锋　狄　颖　冷　静　陈亚娟
郭　莹　崔雅丽　董　臻

中小学生疫病知识与心理健康手册

主编　刘剑锋　宋京红

人民出版社

目 录

第一部分
人类与瘟疫

第二部分
筑起心理防线

第三部分
家长课堂

第一部分
人类与瘟疫

第一章 看不见的敌人

同学们，请说一说，在你的视线范围一米以内，你都能看见哪些东西？我猜你也许会说，我看见了书、文具、牛奶、面包、盆栽、植物上的小蚂蚁……然而，我想告诉你一个恐怖的事情，就在此时，正有数百万个密密麻麻的小生物覆盖在你的皮肤上或手中的美食上，你周围各个角落都存在着它们的身影，它们可以感觉到你的存在，可你却看不见它们。因为它们是一群非常非常微小的生物，需要借助光学显微镜甚至电子显微镜，放大数百、数千以至数万倍才能看到。它们的队伍可是非常雄壮的，数量成万上亿，存在的历史也非常久远。即使现在我们的科技高速发展，可以发射卫星探月，可以潜到深海探索，但是如果我们不小心招惹了这些小生物，它们立刻会给我们致命的一击。

据科学家推算，地球诞生至今已有约46亿年，最早的微生物在35亿年前就出现在地球上了，而我们人类在地球上的历史仅仅才有几万年。所以，那些你看不到的小生物，可比我们古老又厉害得多了呢！通常我们不会感觉到它们的存在，可当你突然发现，你没吃完的面包，没喝完的牛奶，怎么过一两天味道就不对了呢？再放时间更久点，你会看见牛奶和面包的表面长出了一层白茸茸或绿茸茸的小毛，虽然看起来十分可爱，但要小心！这时候这些牛奶和面包已经被这群古老的小生物占领了，如果你再吃下这些食物，那你的肚子就要感受到这群古老小生物的威力了！

在这群小生物里，有我们的好朋友，也有我们的敌人。好朋友会帮助我们，使我们的生活有滋有味。比如，我们喝的酸奶，实际上就是一种叫乳酸菌的小生物在牛奶里繁殖，它将牛奶变成了口味独特的酸奶，还有我们吃的奶酪、泡菜、

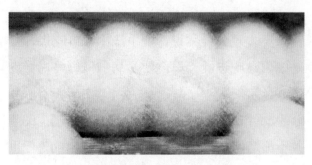

毛豆腐

3

酱油、醋等，都离不开这些小生物的"法术"。

而那些敌人，则会给我们的生活带来痛苦和灾疫。每年换季时，你是不是都很容易感冒发烧？那时候的你肯定很难受吧，这就是那些小生物正在你身体里作祟。我们如果没有洗干净手就去吃食物，很容易就会肚子疼，这是因为那些小生物被你吃进肚子里了。那现在，让我们来了解一下这群小生物到底都是些什么吧！我们把这些看不见的有害小生物称为病原微生物，包括细菌、病毒、真菌、螺旋体、支原体、立克次体、衣原体、寄生虫（如原虫、蠕虫、医学昆虫）。你是不是对这些名字都很陌生？不要着急，让我们一个一个来认识它们吧！

一、微生物

1. 细菌

"细菌"这个词想必同学们并不陌生。妈妈在家里肯定会经常说，把手洗干净再吃饭，要是细菌被吃进肚子里就要生病啦！妈妈说得没错，当你在外面玩了一天，手上也许并没有脏兮兮的，可成千上万的细菌已经在你手上了。细菌并不都是我们的敌人，有些细菌是有益的，但也有很多细菌是致病的。有害的细菌会让食物慢慢

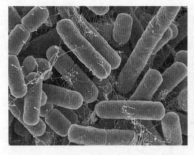

杆菌

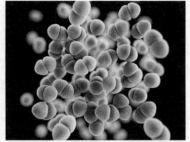

球菌

地腐烂变质，会让我们生病，对这些细菌我们要时刻保持警惕。有益的细菌会帮助我们生活得更有趣味，比如，它们会让很多食物魔法变身，就像刚刚提到的酸奶、奶酪、泡菜，都是有益细菌的贡献。在我们的肠胃里也有很多有益的细菌，帮助我们消化。"促进肠蠕动"，"每瓶至少含有100亿特殊活性乳酸菌"，这些广告宣传语说的，都是帮助我们肠胃消化的有益细菌。

细菌是需要借助显微镜才能看见的原核细胞型微生物。细菌的家族很庞大，有20多类4700多种。它们形态多种多样，但都是以单核细胞形式存在。它们的形态大致有球形、杆形和螺旋形三种，因而我们相应地把细菌分为球菌、杆菌和螺旋菌。有些细菌的样子圆鼓鼓的，像个小球，它们是球菌。球菌中有的喜欢独来独往，称为单球菌，如尿素微球菌；有的喜欢两两存在，称为双球菌，如引起人肺炎、中耳炎、胸膜炎的肺炎双球菌；也有的球菌爱热闹，成群结队地生活在一起，它们一个个地排列形成像珍珠项链一样的形状，称为链球菌，它们对人体的危害很大，可以引起伤口化脓、扁桃体炎、肺炎、败血症以及儿童易患的猩红热。

2. 病毒

病毒，顾名思义是指能致病的毒物。病毒对人体的危害，相比细菌又更加严重了一些。2003年的"非典型肺炎"就是由一种叫 SARS 冠状病毒侵袭人体导致的传染病。它席卷全国，造成了巨大的经济损失。2019 年 12 月始于武汉，并在全球蔓延的新型冠状病毒肺炎也是由冠状病毒引起的。世界范围内频繁暴发的流行性感冒是由流感病毒引起的。还有大多数肝炎也是由肝炎病毒引起的。人人闻之色变的艾滋病是由人类免疫缺陷病毒引起的。然而病毒也不都是敌人，有一种叫"噬菌体"的病毒，可以钻进细菌的体内，在细菌体内繁殖，导致细菌死亡。还有些病毒虽然可以致病，但稍加利用，就可以保护人类。例如，经过人类筛选和改造，毒性减弱的天花病毒接种到人体后，可以防止被天花病毒侵害，这种特制的毒性减弱的病毒就是疫苗。现在许多病毒性疾病已经被研制成了疫苗，注射进人体后，转而成为我们坚固的小护卫，为我们的健康保驾护航。

病毒是形体最小和结构最简单的微生物，主要由核酸

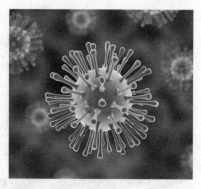

病毒

（DNA 或 RNA）和所包裹的衣壳（蛋白质）组成。它的体积只有细菌的百分之一，没有完整的细胞结构和独立的酶系统，不能产生代谢能力，也不能进行蛋白质合成，因此不能在人工培养基上生长繁殖，只能在活细胞内生长繁殖，具有完全的寄生性。大多数病毒耐冷不耐热，对抗生素也不敏感，一般抗生素无法杀灭活体细胞内的病毒，必须使用特异性的高度免疫血清或单克隆抗体对抗病毒。

3. 支原体

支原体又称霉形体，是一类介于细菌和病毒之间的原核细胞型微生物。它与细菌相似之处是能够在活细胞外存活，可以在人工培养基上生长繁殖，与病毒相似的是能够通过细菌滤器。支原体繁殖方式多样，具有高度多形性。支原体在自

然界中分布很广，许多动物、植物和昆虫都能储存、携带支原体。对人致病的支原体主要有肺炎支原体、解脲支原体、人型支原体、生殖器支原体。支原体感染会导致人体的呼吸道疾病、关节炎、乳腺炎、非淋病性尿道炎、输卵管炎等。

4.衣原体

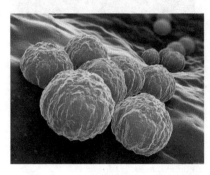

衣原体

衣原体也是一种介于细菌和病毒之间的原核细胞型微生物。衣原体只能在活细胞和胚胎上生长繁殖，这种特性很像病毒，但对抗生素敏感，这点又很像细菌。非典型肺炎（SARS）暴发初期时，曾有科学家最先认定"非典型肺炎的病原为衣原体"，引起争议。

5.立克次体

立克次体也是一类介于细菌和病毒之间的原核细胞型微生物。立克次体大多是人畜共患病原体并在专性细胞内寄生，节肢动物常为传播媒介。立克次体的形态结构和繁殖方式类似细菌，但不能在人工培养基上生长繁殖，必须在活细胞里面才能生长。

6. 真菌

真菌是一类在
自然界分布很广、
容易人工培养且发
生菌落形态等变异
的真核微生物，约
有 10 多万种，它
们大体上可分为三
类，即单细胞真菌
（如酵母菌）、丝状

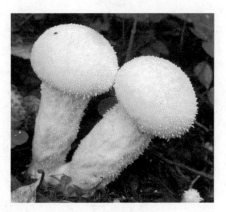

食用真菌

真菌（如霉菌）和大型真菌。真菌的个头较大，
除少数单细胞真菌需要靠显微镜才能看到外，大
部分真菌用肉眼就能看得到。自然界中有些霉菌
可引起人类感染，如手足癣、体癣由毛癣菌、小
芽孢癣菌、表皮癣菌传染所致；念珠菌病由白色
念珠菌感染引起。有些霉菌能产生毒素，如黄曲
霉菌毒素，有致癌的作用。

二、寄生虫

1. 虱子

虱子是一类无翅体背腹扁平的小型寄生昆虫
的统称。寄生于人体的虱有三种，即体虱、头虱

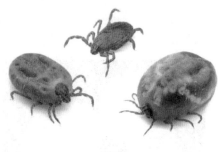

虫子

和阴虱。这三种虱中以体虱最为常见，它是传播流行性斑疹伤寒、虱传回归热的重要传播媒介。

1812 年寒冬，不可一世的法国皇帝拿破仑率领 60 万大军杀奔俄罗斯，最后只有 3 万人侥幸生还，征伐以惨败告终。历史学家认为，法军进入莫斯科时未曾遇到猛烈抵抗，但在俄方的坚壁清野战略下，法军断绝了补给而被迫撤退，最终被俄国的严冬杀得几乎全军覆没。这段耳熟能详的历史故事，甚至为俄罗斯作曲家柴可夫斯基谱写爱国乐章提供了灵感。然而，这也许并非那场战争的全部真相。

拿破仑的东征大军踏进了俄占波兰领土后，法国军人发现，俄国控制区"脏得令人难以置信"。农民从不梳头洗脸，乱蓬蓬的头发里到处是虱子和跳蚤，每间村舍都被蟑螂充斥，连水井也不干净。道路平时铺满浮土，暴雨过后到处是泥泞的车辙。数万匹军马因疫病接二连三地倒毙，装载补给品的大车被主力部队越拉越远，提供干净的食物和饮水变得越发困难。随着大军逐渐接近俄罗斯边境，痢疾一类的肠道疾病开始出现。虽然新的战地医院相继建立，但跟不上病情的暴发式增长。不久就有士兵开始发高烧、出红疹。重病者的脸变成青色，不久便一命呜呼。最可怕的传染病——斑疹伤寒露出了狰狞面目。斑疹伤寒是由"普氏立克次体"引起的，该病原体就存在于虱子的粪便中。病菌混杂在泥泞的道路中，浸透了法国远征军的制服。法军一套军装往往要穿好几个星期，小小的寄生虫便如影随形，以衣服的接缝为家，以士兵的血肉为食。一旦皮肤被虱粪污染，伤寒胚芽就会从细小的伤口钻进受害者体内。更糟糕的是，因为担心遭到俄军小股部队夜袭，法军战士只能成群结队地睡在封闭的房舍里，结果几乎没人能从"虱口"下幸免。进入俄罗斯不到一个月，拿破仑就损失了8万人。目击者描述了士兵被虱子折磨的场面："勃艮第倒在芦苇垫子上睡觉，很快被虱子的动静弄醒……于是，他脱掉衬衫和裤子并扔到火中，虱子的爆裂声就像两个步兵团在交火一样……许多同僚被咬伤，继而病倒、死去……"

2. 跳蚤

跳蚤是一类小型无翅善跳跃的寄生性昆虫。

成虫通常生活在哺乳类动物身上，少数在鸟类身上。触角粗短，口器锐利，用于吸吮，腹部宽大有 9 节，共有 6 条腿，其中的两条后腿很长，非常适合跳跃。跳蚤可以跳过它们身长 350 倍的距离，相当于一个人跳过一个足球场。跳蚤已知约有 3000 多种，分布于世界各地，中国发现有563 种。跳蚤身体极小，只有芝麻粒大小，呈深褐色或棕黄色。跳蚤寄生在人、啮齿类动物或鸟类等的身体表面，人蚤除寄生于人类外，在狗、猫的身体上尤其多。跳蚤通过辨别动物身体所释放的热量来寻找宿主。跳蚤通常跳上宿主后就不再离开，两天后就可开始排卵。雌虫把卵产在有灰尘的角落、墙壁及地板的缝隙里，也可产在动物身上，随着动物的活动迁移寻找宿主。跳蚤会传播多种疾病，其中危害最大的是鼠疫，其次是鼠型斑疹伤寒（地方性斑疹伤寒），还能传播犬复孔绦虫、缩小膜壳绦虫和微小膜壳绦虫病。

3. 蜱虫

蜱虫是一类吸血节肢动物，是人类最早发现携带病原体的媒介之一。它是一些动物和人疾病的主要传播媒介。吸血是蜱虫重要的生活习性，在蜱虫的各个阶段均需吸血完成发育。每一次吸血过程，都有可能是蜱虫和宿主携带病原体的交

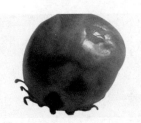

吸血前的蜱虫　　　　吸血后的蜱虫

又感染。而蜱虫携带的病原体还可经卵经期传播，这使得蜱虫所携带的病原体相当复杂多样。蜱虫在世界范围内广泛分布，迄今全世界已发现蜱类有 3 科 899 种。

　　蜱虫通常蛰伏在浅山丘陵的草丛、植物上，或寄宿于动物的皮毛间。不吸血时，小如干瘪的绿豆或极细的米粒；吸饱血液后，有饱满的黄豆或指甲盖大小。蜱虫吸血时候会释放麻醉物质，很多人甚至意识不到它的存在，发病了都不知道自己被蜱虫咬过。蜱虫本身没有病毒，但与蚊子一样，可以传播病菌，最常见的是莱姆病和森林脑炎等神经系统疾病，严重的会危及生命。

　　如果不小心被蜱虫咬了，不可以自己把蜱虫拔出来，它的头和嘴上的倒刺会扎在皮肤里。正确的做法是尽快就医，并注意以下几点：第一，在之后的三个月医学观察期内，如果有发烧、起皮疹、关节疼、肌肉酸痛等情况发生，立刻到医院检查。第二，由蜱虫引发莱姆病的发病概率很低，可以治愈，但如果被感染，不要紧张，有症状立刻到医院就医。第三，因为蜱虫叮咬的时候会把头部连口器都钻入皮肤里，所以伤口其实在皮肤里面，就好像在皮肤内部有一个小外伤口结痂吸收，愈合的过程较长，大约在两周左右，且愈合过程中有皮下伴随类似外伤结痂的瘙痒，要避免用手抓挠，并且不要去游泳。

4. 疥螨

疥螨是一种永久性寄生螨类，会寄生于人和哺乳动物的皮肤表皮层内，引起一种有剧烈瘙痒的顽固性皮肤病，即疥疮。人型疥螨主要通过直接接触，如握手、同睡、与患者共用衣物等传染致病。人型疥螨寄生在角质层深处，以角质组织和淋巴液为食物。它会在皮下"开凿"一条与体表平行迂曲的隧道，导致皮肤剧烈瘙痒、泛红、水肿。通常情况下，疥螨主要寄生在皮肤柔软、嫩薄的区域，比如指间、腕屈侧、肘窝、腋窝前后、腹股沟等。疥螨具有传染性，伴随瘙痒、泛红等明显症状。疥螨虽然危害性很强，但一般寄生在狗、猫、猪、狐狸等动物身上，只要不接触这些动物，感染率很低。如果养了宠物，要特别注意宠物的卫生，以免被感染。如果怀疑感染了疥螨，就要及时就医。

5. 钩虫

钩虫是钩口科线虫的统称，发达的口囊是其形态学的特征。在寄生人体消化道的线虫中，钩虫的危害性最严重。钩虫的寄生，可使人体长期慢性失血，导致患者出现贫血及与贫血相关的症状。

钩虫呈世界性分布，尤其在热带及亚热带地区，人群感染较为普遍。据估计，全世界钩虫感染人数达9亿左右。在我国，钩虫病仍是严重危害人民健康的寄生虫病之一。

6. 绦虫

绦虫是一种大型的肠道寄生虫，普通成虫的体长可达20米。其成虫体背腹扁平、左右对称、大多分节，长如带状，无口和消化道，缺体腔，多为雌雄同体。绦虫全部是寄生生活，成虫绝大多数寄生在脊椎动物的消化道中，生活史中需1—2个中间宿主，在中间宿主体内发育的时期被称为中绦期，各种绦虫的中绦期幼虫的形态结构和名称不同，寄生人体的绦虫有30余种。

随着经济发展，我国卫生条件日益改善，寄生虫病发病率大幅下降，但我们仍需保持警惕。现在，我们的饮食生活越来越国际化，六分熟的牛排和生鱼片都会经常吃到，但是对于这些没有经过高温处理的食物，是很容易让我们的身体感染寄生虫的。绦虫就是一种在牛肉和猪肉中很常见的寄生虫。如果我们没有对这些肉类妥善加工处理，很可能绦虫就会进入我们的身体，所以为了身体健康，要在保证食材新鲜干净的情况下再去尝试半生的食物，否则就要把食物煮熟再食用。

7. 蛔虫

蛔虫是我们人体内最常见的寄生虫之一，成年的蛔虫一般寄生在人的小肠里，卵随粪便排出。当人误食了沾有蛔虫卵的食物就可能被感染，儿童感染的概率较高。蛔虫在肠道里的运动方式一般是很简单的蠕动。蛔虫有几乎所有寄生虫共有的特点：繁殖速度极快。这个特点导致蛔虫可以在很短的时间内繁殖出大量的后代，从而占据我们的消化道。若我们有吮吸手指或喝生水、生吃未洗净的瓜果和蔬菜等不良卫生习惯，极易使蛔虫经口腔感染，入侵人体。蛔虫感染通常会引起肚脐周围或上腹部阵发性疼痛，并伴有食欲不振、恶心、呕吐、消瘦等症状。

8. 蛲虫

蛲虫，学名蠕形住肠线虫，又叫蛲虫、屁股

虫、线虫，分布于世界各地。蛲虫常会导致肛门周围或会阴部瘙痒，引起肛门周围皮肤脱落、充血、皮疹，并可能导致化脓性感染。蛲虫钻入肠黏膜，在胃肠道内机械或化学性刺激，可引起食欲减退、恶心、呕吐、腹痛、腹泻等症状。蛲虫病患者最为常见的症状有：嗜食土块、煤渣、食盐等。

9. 丝虫

丝虫是由节肢动物传播的一类线虫，现已知的寄生于人体的丝虫有 8 种，其中班氏丝虫和马来丝虫引起的淋巴丝虫病和盘尾丝虫所致的"河盲症"对人类危害最严重。丝虫成虫乳白色，细长如丝线，体长不到 1 厘米；雄虫尾端卷曲半到 3 圈，具有交合刺；雌虫大于雄虫，尾端直。

10. 疟原虫

疟原虫为按蚊传播的孢子虫，是疟疾的病原体。寄生于人体的疟原虫有四种，即间日疟原虫、三日疟原虫、恶性疟原虫和卵形疟原虫。

这些疟原虫有蚊虫和人两大宿主，可

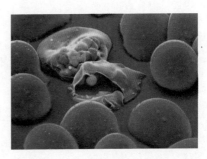

疟原虫

在蚊体内的有性繁殖和人体内的无性增殖，携带疟原虫的按蚊通过叮咬人传播。感染后会引起疟疾，症状为寒热往来发作，俗称"打摆子"。其他种类的疟原虫会感染动物，包括其他灵长目动物、啮齿目动物、鸟类及爬虫类。

历史上曾经有科学家利用疟原虫感染治疗另一种非常严重的疾病——神经性梅毒（晚期梅毒的一种）。20 世纪早期，青霉素还没有被发明，神经性梅毒像今天的晚期癌症一样被称为"不治之症"。奥地利科学家、精神神经科教授朱利亚·瓦格纳-尧雷格一天到病房查房，一位病人突然跑到他身边说："教授我今天发高烧了。"教授非常惊讶，因为这是一位因患神经性梅毒瘫痪的病人。教授说：你怎么会走路了？病人才恍然发现自己能走了。教授觉得发烧跟病情好转一定有关系，最终发现病人得了疟疾，感染了疟原虫。接着，教授做了一个非常大胆的实验——把这位病人的血抽出来，分别注射给 18 位瘫痪病人，结果 18 位病人的病情都有不同程度的好转。消息很快传播开来，于是人们开始用疟原虫疗法治疗神经性梅毒，教授也因此获得了 1927 年诺贝尔生理学或医学奖。

11. 血吸虫

血吸虫是雌雄异体的寄生虫，呈合抱状态寄生于哺乳动物的静脉血管中。其有成虫、虫卵、毛蚴、母胞蚴、子胞蚴、尾蚴与童虫 7 个发育阶段。其中，尾蚴为感染阶段。尾蚴、童虫、成虫、虫卵均可致病，但虫卵是最主要的致病阶段，其沉积在肝、肠或膀胱及生殖器官导致的虫卵肉芽肿及其纤维化是血吸虫病最主要的病变。

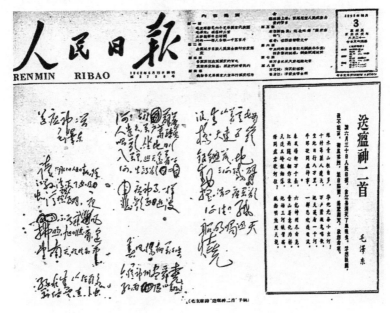

这是毛泽东同志得知江西省余江县消灭了血吸虫后写下的两首七言律诗，手稿发表于《人民日报》1958 年 10 月 3 日第一版，题为《送瘟神二首》。

从粪或尿及肠组织中检获到虫卵即可确诊。治疗药物为吡喹酮。寄生于人体的六种血吸虫中,埃及血吸虫、曼氏血吸虫与日本血吸虫的分布面广、危害严重。我国仅有日本血吸虫,钉螺是其最主要的中间宿主,分布于长江流域及其以南的12个省、区、市。1957年,为消除血吸虫对人民健康的危害,在毛泽东主席的倡导下,我国开展了一场消灭血吸虫的群众性防疫运动,基本消灭了南方地区肆虐的血吸虫病。

第二章　没有硝烟的战场

同学们，我们初入敌营，了解了敌人的基本特性，下面一起来看看敌人是如何攻击我们的身体的！

一、细菌

前文中讲到细菌世界里有"好"也有"坏"，其中"好"的细菌可以让我们的生活更多姿多彩，而细菌中的"坏"就是许多的病原菌了，会让我们生病难受，下面来了解这些"坏细菌"的"邪恶法术"吧！

（一）细菌的攻击性（致病性）

1.细菌的毒力物质

（1）侵袭能力

细菌突破我们身体设置的屏障，入侵到我们体内进行生长繁殖，从而引起感染的能力，就是攻击力，医学上称为侵袭力。

21

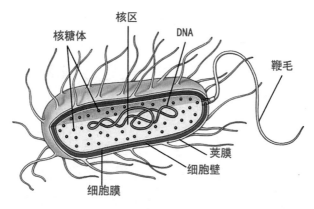

细菌的结构

那么细菌有哪些攻击的方法呢？第一是细菌的黏附与侵入。例如，有些细菌有菌毛，这些菌毛起黏附作用，保证细菌能够抓得更牢；还有一些细菌有糖被，通俗来说就是一种透明的胶质物质，这些糖被能使它牢牢地黏在侵入的部位，然后生长繁殖。第二是繁殖与扩散。大家想一想如果细菌不进行生长繁殖，老老实实地待在侵入地什么也不干，那就不会导致人类患病了。所以细菌一定要成长到一定数量，进行扩散（有些细菌会产生水解酶，可以使组织结构疏松，有利于繁殖和扩散），才能扩大自己的"疆域"。第三是对抗人体的免疫系统。例如，有些细菌依靠荚膜、糖被或分泌一些酶抵抗我们身体的防御。

（2）毒素

致病细菌可以损伤、干扰我们正常功能的毒性成分，就是它们的攻击武器——毒素。第一，细菌进入到我们体内，生长繁殖，产生毒素，使我们患病。第二，细菌已经被杀死了，但毒素释放出来进入体内仍然会引起我们生病。

2. 细菌侵入的数量

我们受到细菌的入侵，除了必须有一定的毒力外，还要有足够的数量，才能引发病症。大家想想一个细菌的力量再大，仅凭个人单枪匹马，也是很单薄的，俗话说"一个好汉三个帮，一个篱笆三个桩"，

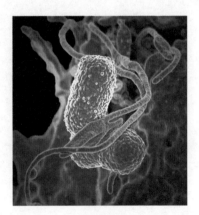

细菌侵袭

所以说细菌只有在一定的数量下，才能引发感染。而少量的细菌入侵，很容易被我们身体的防御部队所清除。但是有些破坏力极强的细菌，即使仅有少量入侵，也会对我们身体造成很大的损害。

3. 细菌侵入路径

细菌除了具备一定的毒力和足够的数量，还

需要拥有特定的入侵路径，找到特定部位定居、生长繁殖，才能导致我们患病。

（二）感染的发生与发展

1.细菌感染的途径

第一，经皮肤的破损处：皮肤的破损、烧烫伤等可以导致细菌入侵我们的机体，引发感染，导致我们生病难受。例如，破伤风梭菌等。

第二，经呼吸进入呼吸道：许多细菌从病人打的喷嚏、吐的痰液或者说话时不经意喷出的口水中通过空气飞沫等方式，进入呼吸道引发感染，致使我们生病。例如，链球菌、结核分枝杆菌等。

第三，经食物进入消化道：一些细菌通过粪口途径(细菌或病毒通过病人的粪便等排出体外，进行传播，通过污染手部或食物，经过消化道传入体内) 传播而发生感染。例如，肠道埃希菌、沙门菌等。

第四，其他途径：最常见的是通过其他动物媒介进行传播。例如，鼠蚤传播的鼠疫耶尔森菌等。还可通过性传播。

2.细菌感染的过程

细菌感染我们的身体的过程，就是将我们的

身体当作宿主，进入其中进行生长繁殖，从而破坏健康细胞的过程。当一定数量的细菌准备进入宿主细胞时，大致需要分四步，分别是吸附、定植、侵入和转归。吸附是细菌通过菌毛等黏附素（细菌表面的黏附结构）与机体细胞（通常是黏膜上皮细胞的表面）相应的受体结合；定植是细菌牢牢地黏附在黏膜上皮细胞表面，依靠我们机体提供的营养物质，在一定部位定居、生长繁殖；侵入是细菌再通过侵袭素与宿主细胞膜上的整合素结合，导致细胞支架发生重排，使细胞膜内陷并包裹住细菌，细菌进入细胞内；转归是细菌在机体内进行相应的繁殖散播，进而更大范围侵害机体。

二、病毒

（一）病毒的攻击性（致病机制）

1.病毒对细胞的直接作用

第一，杀细胞效应：病毒在细胞内生长繁殖后，复制并放出大量的病毒子代，从而引起细胞的死亡，就是杀细胞效应。多见于无包膜，杀伤性强的病毒，如脊髓灰质炎病毒、腺病毒等。

第二，稳定状态感染：一些有包膜的病毒在

细胞内生长繁殖，短时间内不会引起细胞死亡，待病毒成熟后，以出芽的方式从细胞出来并感染其他细胞。

第三，包涵体的形成：在显微镜下观察被感染的细胞，会看到一系列大小数量不等的圆形、不规则团块，它们被称为"包涵体"。这是病毒在增殖过程中，常使宿主细胞内形成的一种蛋白质性质的病变结构。

第四，细胞凋亡：病毒感染细胞，可发生被感染细胞的凋亡，这也是一种自我保护性的自杀式程序性死亡。

第五，基因整合与细胞转化：某些DNA病毒和逆转录病毒（RNA病毒中的一类，它们的遗传信息不是储存在DNA中，而是储存在RNA上）在感染中可将基因整合于宿主细胞基因组中，可导致细胞转化（发生遗传性状改变的一种变化），增殖变快，失去细胞间接触抑制（一旦细胞接触就不再繁殖），细胞转化也可由病毒蛋白诱导发生。这种基因整合或其他机制引起的细胞转化与肿瘤形成密切相关。

2. 病毒感染的免疫病理作用

病毒感染会触发人体的免疫反应，免疫能起到保护人体、抵御病毒入侵、清除体内病毒的作用。但也能造成免疫病理损伤，例如：有的病毒抗原与相应抗体结合形成免疫复合物，这种免疫复合物沉积在任何部位，均可造成局部损伤和炎症。再比如：某些病毒蛋白与宿主蛋白间存在共同抗原性，从而导致自身免疫应答。病毒感染所致的免疫病理损伤是病毒重要的致病机制。

（二）感染的发生与发展

1.病毒感染的途径

病毒感染与细菌感染途径相似，这里不再重复，同学们可以自己回忆一下。

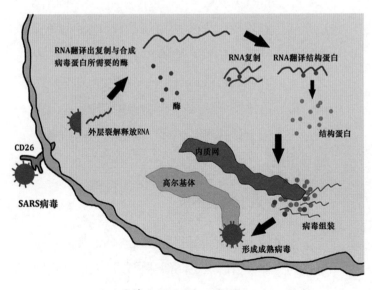

病毒入侵细胞示意图

2. 病毒感染的过程

病毒需要寄生在活的宿主细胞内，依靠宿主细胞所提供的营养和场所，才能得以生存。当一个病毒准备感染宿主细胞时，需要五步来完成增殖，分别是吸附、侵入、脱壳、生物合成及装配与释放。吸附是病毒与宿主细胞表面受体进行结合；侵入是病毒通过吞饮（病毒附着部分的细胞膜内陷，形成吞噬泡，使整个病毒进入细胞质内）、融合（病毒包膜与宿主细胞膜融合，释放病毒核酸和衣壳进入细胞质内）、直接将遗传物质注入细胞内；脱壳是病毒脱去蛋白质衣壳，释放出里面的核酸并进入细胞内特定部位；生物合成是病毒利用我们身体提供的原料、能量和场所合成大量病毒（子代）核酸和蛋白；装配与释放是将合成好的病毒蛋白与子代核酸组装成完整病毒，最后以不同方式从宿主细胞中离开。病毒感染过程实质上是病毒与机体、病毒与易感细胞的相互作用。

三、人体的抵抗

无论病毒还是细菌想要侵入人体，都需要通过我们身体设置的层层防线才可以进入，让我们一起来看看病菌侵入人体的过程吧？

病菌侵入人体，首先遇到了我们身体的第一道防线——完整的皮肤和黏膜。皮肤和黏膜上分泌的杀菌物质及其表面的正常菌群能够抗御病菌的入侵；呼吸道黏膜上有纤毛，可以清扫病菌等异物；血脑屏障、胎盘屏障也发挥着阻隔作用，使病菌难以越过这道防线。尽管如此，仍有部分病菌冲破人体的这道防线，进入第二道防线。这时人体体液中的杀菌物质和吞噬细胞会等着它们，杀菌物质和吞噬细胞对侵入的病菌进行溶解、吞噬和消灭，阻碍病菌的侵犯。这两道防线都属于非特异性免疫，是人体天然存在、生来就有的免疫手段。若经过这两道防线后强大的病菌还是活下来了，那么接下来机体就会进行特异性免疫。人体的免疫器官（胸腺、淋巴结和脾脏等）和免疫细胞（淋巴细胞）会产生抗体，消灭抗原。对于胞外菌感染的免疫，机体以吞噬细胞的吞噬作用和体液免疫为主，产生可以特异性识别入侵病菌的抗体，从而消灭侵入体内的病原菌（抗原）。对于胞内菌感染的免疫，机体主要靠特异性细胞免疫，杀死被感染的细胞，使抗原暴露出来，进而被抗体消灭。当病菌再次入侵时，记忆细胞会迅速增殖分化为效应 B 细胞，效应 B 细胞产生大量抗体，做出快速而强烈的反应。

第三章　邪恶敌人的进攻

　　我们不要小瞧这些微小的敌人，即使现在人类社会科技文明高速发展，只要我们不小心"惹怒"了这些小敌人，它们立刻就会给我们致命的一击。这些狡猾的敌人，时隐时现，总让我们措手不及。历史中，有时它们会销声匿迹一段时间，假装像是被人类遏制住了，但是一旦我们掉以轻心，它们又变了一个新的样子卷土重来。

　　如果一个种群从来没有接触过某种病菌，那么这种病菌就会立刻活跃起来，对这个种群展现出巨大的杀伤力。例如，西班牙人向美洲殖民的过程中，将天花、麻疹、斑疹伤寒和流感带到了美洲，土著的印第安人对这些病菌根本没有抵抗力，欧洲人对美洲的征服变成了一场病魔的大屠杀。1520 年，西班牙人入侵阿兹特克人的领土时，带去了可怕的天花。那时西班牙人已经对这种病有了免疫力，而阿兹特克人却从未接触过这种可怕的疾病，于是很多人死于天花，以致认为

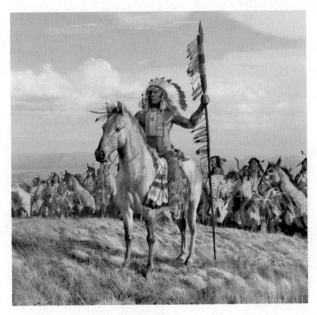

美洲印第安人

　　这是神明将他们抛弃，站到了征服者一边，因此未作任何抵抗就不战而败，任由征服者占领自己的土地。西班牙人入侵初期，墨西哥有 3000 万土著居民，天花的侵袭使他们在 40 年后只剩下了 300 万人口，一个世纪后只剩下了 160 万人口。

　　历史上类似的事情还有很多，我们和这些敌人的战争还会持续很久很久。2020 年的新型冠状病毒肺炎就是我们和病毒之间一次记忆深刻的交战，也许以后我们还会遇到类似的情况，所以现在要好好了解它们，若下一次再遇到的话，就可以避免过度的惊慌啦！下面就列举几个历史上著名的"战役"，让我们来好好地了解一下疫病到底有多大的威力。

一、雅典瘟疫：改变希腊文明历史的瘟疫

公元前 430—公元前 427 年，雅典城邦暴发了瘟疫，并被史料详尽记载下来。瘟疫暴发时，正值古希腊最大规模的内战——伯罗奔尼撒战争，雅典与斯巴达进行着激烈的军事对抗。突发的瘟疫对雅典城邦造成了沉重打击，也成为雅典战败的重大原因之一。修昔底德描述称，患者的

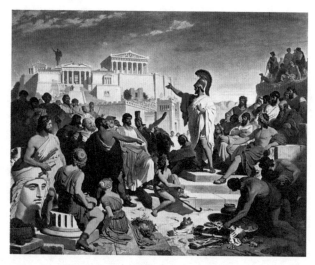

油画中描绘的雅典瘟疫

病情发展有四个阶段：从头部发高烧等症状到病情恶化，转移到胸部；疼痛、剧烈咳嗽；腹部疼痛、呕吐、痉挛；肠道出现严重的溃烂、腹泻，直至死亡。雅典人认为瘟疫起源于埃塞俄比亚，然后传到埃及、利比亚以及波斯帝国的大部分领土，最后通过贸易路线传入雅典港口比雷埃夫斯，进而进入雅典城。因此，瘟疫暴发后，雅典城邦加强了对港口的监

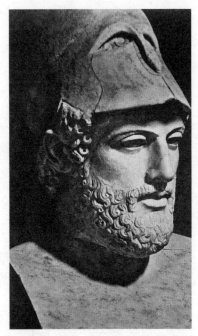

伯里克利像

公元前429年，雅典领导人伯里克利被瘟疫夺去生命，雅典失去了坚强的领导，最终败给斯巴达和波斯的联合力量。

管。历史上流行的瘟疫大都发生在城市，这是因为城市人口稠密，接触更加频繁，为疾病的传播提供了途径。以雅典城为例，在伯罗奔尼撒战争前，居民人口已经超过了25万人。雅典城内的住宅普遍狭小而简陋，没有排水设备，人们经常把污水、废物泼到街上。战时，雅典慑于斯巴达

强大的陆军力量，采取了坚壁清野、避免陆上决战的方针。因此，大批乡村居民涌入雅典城，更加恶化了雅典城内的环境，使瘟疫的蔓延一发而不可收。雅典居民试验了各种药方，但都没有奏效，照顾病人的家属和医生也先后染病而死。绝望的雅典人开始相信一切都是宿命，希望通过扩建阿波罗神庙祈求神灵遏制瘟疫。这时著名的医学家希波克拉底冒着生命危险前往雅典，一面调查疫情，一面探寻病因及解救方法。不久，他发现全城只有与火打交道的铁匠没有染上瘟疫，因为火起到了隔绝病菌与净化空气的作用。于是，他让雅典民众在街头燃烧带有香味的植物，利用植物香油的成分杀死空气中的病菌，疫情由此得到控制。为了纪念他的功德，雅典民众特意制作了一尊铁质塑像，铭文写道："谨以此纪念全城居民的拯救者和恩人。"虽然瘟疫被遏制，但希腊文明确因战争和瘟疫的破坏而衰落，地中海区域的历史也因此被改写。

二、鼠疫：最残酷和致命的黑死病

鼠疫是人类历史上所经受的最严重的烈性传染病，它对人类的灾难远远大于同时期的战争，深刻地反映了人与疾病的辩证关系。历史上出现

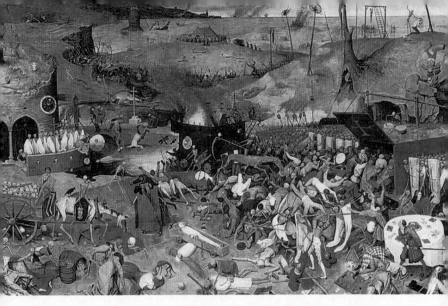

中世纪的欧洲黑死病

过三次世界性的鼠疫大流行。

公元 6 世纪，鼠疫发生了第一次世界大流行，夺去了 1 亿人的生命。这次鼠疫起源于中东，随后鼠疫的流行中心转到近东，随后又发展到地中海沿岸。疫情持续时间特别长，达 60 年之久。在第一次鼠疫大流行的高峰期，疾病每天可夺去近万人的生命，估计死亡总人数近千万。这次鼠疫大流行使一度繁华的东罗马帝国（拜占庭帝国）走向衰败。

第二次鼠疫大流行发生在 1347—1351 年，这就是令人闻之色变的"黑死病"。黑死病在欧洲各地扩散，导致欧洲 2500 多万人丧生（另有统计认为达 3000 万—6200 万），是最为恐怖的一次瘟疫大流行。14 世纪中期，疫情的中心转向意大利，在高峰期，患者两三天即可死亡。这次鼠疫的高发期虽然只有 3—4 年，但其余波却一直持续到 17 世纪，使得欧洲人口减少了约 1/4。

从 19 世纪到 20 世纪四五十年代，出现了第三次世界性鼠疫大流行。这次鼠疫的特征是流行范围较广，几乎遍布世界各地，疫情多分布在沿海城市及附近人口稠密的居民区。流行的速度和波及的地区均超过了前两次大流行。这次鼠疫夺去全球 1500 万人的生命。

三、流感：最常见的大规模传染病

流行性感冒（简称"流感"）也是威胁人类生命的一大杀手，早在公元前 4 世纪就有它流行的记载。400 多年前，意大利威尼斯城的一次流感暴发导致 6 万人死亡，惊慌的人们认为这是上帝的惩罚，甚至将这种病命名为"Influenza"，意思是"魔鬼"。历次流行性感冒中，留给世界印象最深的是，1918—1919 年冬季发生的世界范围的流感大暴发。6 个月的时间里，流感夺去了至少 2000 万条生命，比当时刚刚结束的第一次世界大战中死亡的人数还要多。美国的人均寿命因此降低了 12 岁。

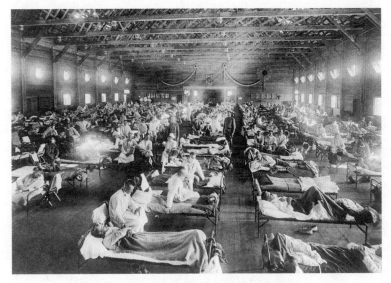

第一次世界大战中的西班牙大流感

　　流感病毒有甲、乙、丙三种类型。甲型流感病毒活力最强，对人类的危害也最大。这种流感病毒极易发生大流行，20世纪发生的4次世界性流感大流行，都是由甲型流感病毒所致。甲型流感病毒除感染人以外，还可以感染动物，如猪、马、鸟类和海洋哺乳动物等。甲型流感病毒还会像孙悟空一样变化，这种变异对人类会产生严重的危害。它变异的程度越大，就越容易引起新的大流行。

　　变异在生物学上是种基因突变，变异也可以说是抗原性的变化。当一次流感发生后，人们就

37

要马上研制出针对这次流感病毒的特异性疫苗。然后，对易感人群进行预防接种，若再有同型流感发生时，就不会得病。然而，这种病毒狡猾之处是每次流行都要变个样，也就是说，每一次发病的流感病毒都不具有相同的抗原性。当抗原性变得完全不同时，之前研制的流感疫苗将会失效，预防接种也将失去意义。所幸的是，流感病毒疫苗虽然不如变异性小的病毒疫苗那样有效，但接种流感疫苗仍有一定的效果，是预防流感的重要手段。从生物进化和适应理论上讲，甲型流感病毒的这种变异性也是其生存之需，进化之果。否则，它早就为人类研制的特异性疫苗征服了。人在不断进步，微生物也在迅速进化。因此人类和微生物的斗争是长期的，甚至可能是永无休止的。

流感每年发病给人类造成的经济损失和生命健康损失非常的惨重。仅最近 20 年来，全球每年就有 50 万人死于流感，美国每年因流感引起的经济损失高达 10 亿—30 亿美元。我国香港地区暴发的禽流感经济损失高达 8000 万港币。近年来，中国也成为流感的高发地区，我们要高度警惕，重视预防。

四、霍乱：使人疯狂呕吐腹泻的疫病

现藏法国卢浮宫的传世名画《雷卡米埃夫人》的主人公雷卡米埃夫人姿态迷人、风华绝代，显示出 19 世纪法国贵妇的风采。她每天都会坚持喝驴奶，但由于驴奶消毒得不够彻底，因此感染上了霍乱弧菌，使她经受剧烈地呕吐和腹泻的折磨，最终死于霍乱。

霍乱的历史也很悠久。印度恒河三角洲是古典生物型霍乱的地方性流行区，有"人类霍乱的故乡"之称。早在公元前 400 年印度医生就记载了，这种由于内脏受到侵害出现上吐下泻，导致

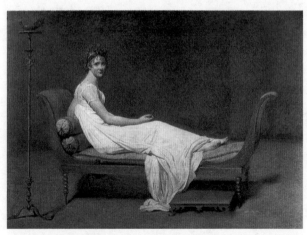

法国画家弗朗索瓦·热拉尔的油画作品《雷卡米埃夫人像》

异常严重的脱水，最后死亡的疾病。第一次霍乱大流行始于 1817 年 5 月，在印度最先暴发，随后开始在世界范围内广泛传播，因 1823—1824 年的冬天寒冷，暂时阻隔了霍乱的传播。世界第二次霍乱大流行始于 1829 年夏季，并传入俄罗斯、欧洲；到 1831 年，霍乱传到英国，致使 14 万人死亡，一些小村庄几乎全村覆灭；直到 1832 年这次全球霍乱才逐渐平息。世界第三次霍乱大流行从 1840 年开始，至 1862 年结束，持续 20 余年，死亡人数达百万。此后每过十几二十年都会暴发一次大规模霍乱，进入 21 世纪，霍乱仍在一些国家和地区频繁暴发。

五、天花：人类唯一消灭的疫病

天花是由天花病毒感染人引起的一种烈性传染病，是最古老、死亡率最高的传染病之一。人类历史上曾不断出现天花大流行，不仅死亡率非常高，而且幸存者也会留下终身的疤痕。幸运的是，现在天花已经被人类彻底消灭，成为第一种、也是唯一被彻底消灭的疫病。中世纪时，天花在世界各地广泛流行，大量人口死于天花，更多的幸存者脸上留下永久的伤疤，甚至连皇帝也无法幸免。整个 18 世纪，欧洲死于天花的人数

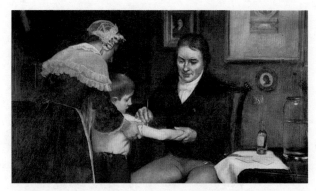

英国医生爱德华·詹纳正在为儿童接种牛痘

在 1.5 亿以上。在俄国，1900—1910 年间，死于天花者竟达 50 万人。

最早防治天花的方法是中国人发现的人痘接种法，即将生过天花后痊愈的儿童，把他身上的一些脓疮刮下制成粉末，再塞在未发病的儿童鼻孔里，诱发天花抗体的产生，以此获得终身免疫。但人痘接种法安全性不高，会有 2% 的接种者死亡，后来牛痘的出现使天花病毒再无藏身之地。

在 18 世纪的欧洲，因天花蔓延所造成的不幸令人惨不忍睹。面对残酷的疫情，英国乡村医生爱德华·詹纳意外地发现了治疗天花的方法。他发现牛也生天花，但只是在牛的皮肤上出现一些小脓疱，叫牛痘。挤奶女工挤奶时，也会被传染天花，长出小脓疱，但很轻微，很快便能痊愈，此后便不会再染上天花。于是詹纳猜想，从牛身上获取牛痘脓浆，接种到人身上就可以像挤奶女工一样不患天花了。后来实践证明，詹纳的想法是正确的，接种牛痘可以有效预防天花。自此，这个困扰了人类千余年之久，夺走无数人生命的病魔终于被制服。

六、肺结核：历史古老的疫病

结核病比人类的历史还要长得多，据研究发现，7万年前非洲的史前人类就有感染结核病的证据。一般常见的结核病就是肺结核。我国古称"肺痨"，还有一些更古老、更恐怖的名字，如尸疰、劳疰、虫疰、毒疰、鬼疰、传尸等，足见

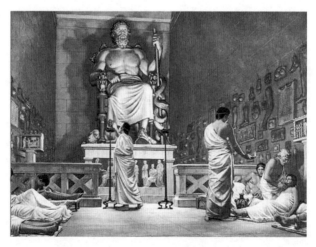

神殿中的疫病感染者

人们对这个病的恐惧。在欧洲它被称为"白色瘟疫"。

约公元前2400年，埃及的木乃伊中发现了结核结节的存在。前460年，希波克拉底曾指出，结核是当时最为普遍的致命性疾病。他警告医生们不要接近那些已经发展到晚期的结核病人，因为他们最终难逃一死，不要因这些病人而毁了医生们自己的名誉。患了结核的病人一般都被带到庙宇中接受护理，给他们提供最好的食物，以强健体魄。中世纪的欧洲人遭受到结核病的严重侵袭，由于缺乏有效的治疗手段，只能相信可以通过国王触摸治愈结核病。

在文学和艺术界，肺结核是最"知名"的疾病之一。它夺去太多名人的生命，包括英国国宝级影后"郝思嘉"费雯·丽（Vivien Leigh），中国著名建筑师林徽因，甚至连《红楼梦》里的主人公林黛玉也是因肺结核而死去的。事实上，

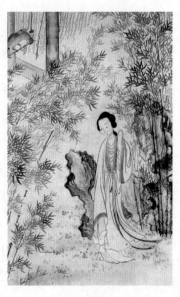

林黛玉

肺结核背后的历史，以及人类为了抗击该疾病所做的努力，远比表面看起来的更复杂。

人类抗击肺结核的第一场重大胜利是卡介苗（BCG）的问世和应用。1882 年，德国医学家罗伯特·柯霍首次发现了结核杆菌；其后，在牛痘的启发下，第一次世界大战期间，法国细菌学家阿尔伯特·卡迈特与他的助手让·介岚研发出用于防治结核病的卡介苗。

七、狂犬病：致死率极高的疫病

狂犬病是一种历史悠久且令人恐惧的疾病，一旦发病，死亡率高达 100%。世界上最早关于病毒性疾病的记载就是狂犬病。狂犬病最早出现在公元前 2300 年的《埃什努纳法典》中，此后《伊利亚特》《德谟克利特》和亚里士多德的著作中，都有关于狂犬病的明确记述。在中国，关于狂犬病的记载见于著名史书《左传》"襄公十七年（前 556 年）十一月甲午，国人逐瘈狗"，记录了当时人们对狂犬病采取了有效的防范措施：驱逐疯狗。

在狂犬病的治疗中，人们对被疯狗咬伤的伤口使用腐蚀剂、拔火罐、烧灼、吮吸、截肢、酒剂冲洗，狂犬脑组织外敷伤口等方法，但都收效甚微。直至 19 世纪，法国微生物学家巴斯德实验发现：病者的血无法传染狂犬病，而用脑组织与脑脊液却可以。此后通过实践发明了狂犬疫苗，人类面对狂犬病，开始有了反击的力量。

八、艾滋病：恐怖的超级瘟疫

艾滋病的全称是"获得性免疫缺陷综合征"（AIDS），是由人类免疫缺陷病毒（HIV）侵犯，破坏辅助性 T 淋巴细胞，导致人类免疫系统出现无法修复的损害，使人体丧失抵抗各种疾病的能力。从艾滋病被发现，已经有几十年了，人们仍是谈"艾"色变。至今还没有药物可以医治，更没有疫苗可以预防。艾滋病是当前医学界最关注的一种传染病，有"世界瘟疫"之称。

1981 年 6 月，美国疾控中心首先报道了 5 例艾滋病病例，他们都是同性恋者。随后，在美国和其他国家都陆续发现了类似症状的病例，此后在全世界大规模传播开来。1981 年全世界艾滋病病毒感染人数仅为 152 人，至 1985 年上升为 1.35 万人，并逐年攀升。1985 年 6 月，一位美籍阿根廷人来中国旅游，因得了怪病住进北京协和医院。5 天后发病死亡，这是中国境内第一例艾滋病报告。20 世纪末，联合国艾滋病规

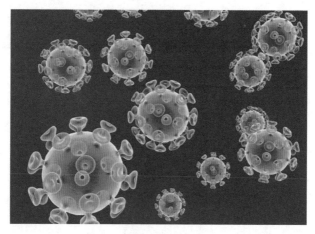

艾滋病病毒

划署和世界卫生组织的报告称，自艾滋病 80 年
代初开始在全球流行以来，世界范围内累计已
有 5000 万人感染了艾滋病病毒，其中 1600 万人
已离开人世。1999 年以后，艾滋病在世界范围
内的蔓延势头并未明显减弱。同时，艾滋病的蔓
延还呈现出一些新特点，有 50% 以上的艾滋病
病毒感染者都是 25 岁以下的青年人，平均每分
钟约有 6 名 25 岁以下的青少年受到感染。在被
称为世界艾滋病"重灾区"的撒哈拉以南的非洲
地区，艾滋病病毒感染者中女性比例已经超过
男子。

第四章　战胜敌人的魔法

第一节　基础防疫的"法术"

"知己知彼，百战不殆！"我们已经了解了传染性疫病的邪恶"招数"，那么让我们再深入了解"敌人"的弱点，拿起防疫的武器筑起我们身体的防线，击退敌人吧！

当我们生病时，身体会很不舒服，这些症状只是疾病的表现，真正导致我们生病的"幕后黑手"是细菌、病毒、微生物这三大类致病因素及其他类致病因素的邪恶联盟。

敌方阵营：细菌、病毒等。

敌人的主要进攻途径：食入途径、吸入途径、接触途径、母婴传播、医院感染、其他（不良习惯等）。

细菌性传染病有：鼠疫、霍乱、细菌性痢

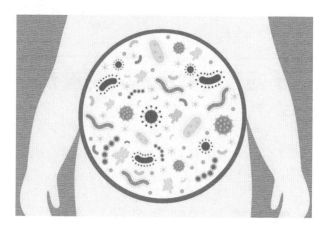

疾、肺结核、淋病等。病毒性传染病有：病毒性肝炎、艾滋病、非典型肺炎、麻疹、狂犬病、脊髓灰质炎、流感、水痘、腮腺炎等。其他微生物导致的传染病有：阿米巴痢疾、血吸虫病、疟疾等。

我方阵营：自己、家长、老师、医务人员。

克敌法宝：防病知识、良好的习惯、药物、疫苗。

万用锦囊：控制传染源、切断传播途径、保护易感者。

"万用锦囊"是普适于所有传染病疫病发生时的终极法则，是维护人类健康，战胜传染病疫病的金典。在疫病流行时，只要做到上述三个基本环节，疫病的流行便可被阻止。

一、控制传染源

这个环节包括对传染病病源的消杀和对感染疫病病人的处置。对于病源要尽量做到早发现、早报告、早治疗、早隔离，防止传染病蔓延。对患传染病的动物，即使是宠物也必须及时消杀(如患狂犬病的猫、狗)。传染病病人应该及时就医。面对传染病，同学们应保持良好的心理状态，不嘲笑不幸染病的人，积极学习传染病疫病防护知识，保护好自己。

二、切断传播途径

应对重大疫情时，通常会采取隔离治疗和避免人群流动等切断传播途径的措施。这时，我们自己要做到：一是听从国家防疫要求，不做不利于防疫的活动，尽量避免外出，必须外出时做好防护措施。二是发现疫情及时处置，自己或家人染病后，不要惊慌，应根据媒体公布的正确方式就医。

不仅疫情期间要严格防疫制度，平时我们也要时刻警惕。第一，不要捕猎和食用野生动物。第二，不饲养外来宠物和野生动物。第三，讲究个人卫生，如饭前便后彻底洗手、消灭蚊蝇等。

这些都是切断传播途径的重要举措。此外，不吃没有熟制的食物也是切断传播途径，保护自身的重要一环。

疫情中，很多防护手段都是简单易行的，下面我们讲讲最常见的能有效切断病菌传播的方法。

（一）洗手

手部是人体最容易接触细菌的部分，洗手可以有效降低病菌传播的概率。

第一，要用流动的清水洗手。不提倡用水盆洗手。

第二，每次洗手的时间要在 70—105 秒，用香皂或者洗手液充分揉搓、起泡，手指、手掌、手背、手指间、指缝中及拇指都要洗到，不留死角。每次洗手仅仅随便冲洗是根本达不到清洁手部卫生的目的。

第三，洗手的方法，推荐使用标准的七步洗手法。七步洗手法：

第一步（内）：洗手掌。用流动的清水湿润双手，涂抹洗手液（或肥皂），掌心相对，手指并拢相互揉搓。

第二步（外）：洗背侧指缝。手心对手背沿指缝相互揉搓，双手交换进行。

　　第三步（夹）：**洗掌侧指缝**。掌心相对，双手交叉沿指缝相互揉搓。

　　第四步（弓）：**洗指背**。弯曲各手指关节，半握拳把指背放在另一手掌心旋转揉搓，双手交换进行。

　　第五步（大）：**洗拇指**。一手握另一手大拇指旋转揉搓，双手交换进行。

　　第六步（立）：**洗指尖**。弯曲各手指关节，把指尖合拢在另一手掌心旋转揉搓，双手交换进行。

　　第七步（腕）：**洗手腕**。手臂揉搓手腕、手

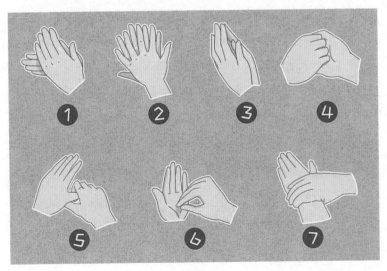

七步洗手法

臂，双手交换进行。

洗手后注意捧水冲净水龙头开关，最后用干净的毛巾或者一次性纸巾擦干双手。切勿使用不洁工具擦手造成二次污染。

第四，注意保持毛巾等清洁用具的卫生。平时如果毛巾易发霉变味，可以用开水加适量洗衣液的方法烫、煮毛巾8—10分钟，以达到杀死细菌微生物的目的。经过烫或煮后的毛巾要洗净晾晒干以后才能使用。若毛巾未干时使用，可能会重新沾染细菌微生物，导致毛巾再次发霉变味。

第五，若是在户外等没有条件用水洗手的时候可以使用酒精含量在60%以上的免洗手部消毒液进行手消毒。使用时用量要足够，要让免洗手部消毒液在手的各个部位充分摩擦至蒸发，但此法不能作为日常的清洁手段使用。

第六，最后可以在洗完手后涂抹护手霜，保护手部的皮肤，避免频繁洗手后皮肤干燥。

（二）佩戴口罩

当疫病来临时正确地选用和佩戴口罩，也是切断传播途径的重要一环。小小口罩虽简单，防疫阻菌效力专。莫将口罩当儿戏，选戴正确保平安。

常见的口罩分为三大类：医用口罩、防护口罩和其他口罩。医用口罩：医用外科口罩和医用护理口罩。防护口罩：工业用颗粒物防护口罩（如 N95 等）。其他口罩：棉口罩、海绵口罩、活性炭口罩等。

疫情防护口罩类型

口罩种类	N95 口罩	医用外科口罩	医用护理口罩	普通棉布口罩
图片实例				
预期用途	又叫做 N95 呼吸器，一种呼吸防护设备，可以有效过滤空气中的颗粒物，适用于防护经空气传播的呼吸道传染病	适用于医务人员或相关人员的基本防护，以及在有创操作过程中组织血液、体液和液体飞溅物传播的防护	用于普通环境下的一次性卫生护理，或致病性微生物以外的颗粒（如花粉物）的阻隔及防护	挡风、保暖、隔绝灰尘等较大的颗粒物
过滤效果	阻挡至少 95% 的非常小的（约 0.3 微米级别）颗粒	医用外科口罩的过滤效率不完全一样，一般而言可过滤大约 5 微米的颗粒。外层有阻水层，可防止飞沫进入，中层是过滤层	缺少对颗粒和细菌的过滤要求，或要求低于医用外科口罩和医用防护口罩	只能过滤较大的颗粒，如烟尘粉末等
使用次数	限个人使用，受损或变形时应丢弃，变湿变脏被污染时都应丢弃	一次性使用	一次性使用	可清洗重复使用
注意事项	不适用于儿童和有胡子的人，因为这两种人无法和 N95 达到合适的匹配，做到紧密的贴合	——	——	——

针对常见疫情，医用外科口罩和医用护理口罩类都可以使用，其他类口罩则不推荐使用。请大家在这两大类口罩中挑选适合自己的购买。口罩主要是在家中病患隔离和不得已出门时使用。因此，疫情中尽量不要外出，这样可最大限度地减少接触和暴露于病毒的机会。**特别注意：疑似病患不可佩戴有气阀的口罩以防传染他人。**

另外，口罩并非越厚越好，正规的防护口罩戴一层就可以了。纱布口罩很厚但是其缝隙间隔过大不能有效阻挡病毒的入侵。

1.口罩的正确佩戴方法

第一步，准备工作。口罩的正面颜色较深，反面颜色较浅。带有金属条鼻夹的一端朝上。戴口罩前需要洗手，因为口罩是相对无菌的，若用脏手触摸口罩，会造成口罩污染，口罩就白戴了。

第二步，佩戴口罩。确保口罩反面（颜色浅的一面）朝内，有金属条的一端朝上，将两端的绳子挂在耳朵上。

第三步，压紧和拉伸。用双手紧压鼻梁两侧的金属条，使口罩上端紧贴鼻梁，然后向下拉伸口罩，使口罩不留褶皱，更好地覆盖鼻子和嘴巴。

第四步，检查气密性。先将双手盖住口罩，然后迅速吸气，应感到口罩有少量陷落。若空气从四周走漏，应调整口罩方位，改进密合性。

正确的戴法可以避免气体从鼻梁两侧出入，从而发挥口罩的过滤及换气功能，保护自己也保护他人。

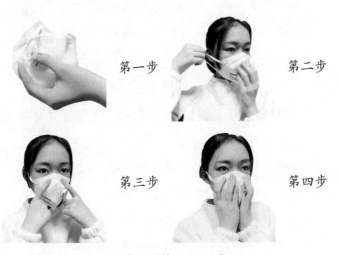

口罩的佩戴方法示意

2. 佩戴后的口罩处理

摘下口罩时，双手拉下口罩挂耳绳，摘掉口罩。需要说明的是，摘下口罩这一步非常重要，要记住 4 个不要：不要触碰口罩的外表面；不要触碰口罩的内表面；不要触碰别人使用过的口罩，避免交叉感染；不要将口罩直接放在包里、兜里等处，这样容易造成持续感染风险，可以由内向外反向折叠后，再用自封袋包装好。

同一口罩只能由一个人佩戴。当口罩变湿或者被分泌物污染时要及时换掉。一次性口罩不能重复使用。使用后的口罩应及时处理，可以用稀释后的消毒液消毒后丢弃，或者用塑料袋密封后扔掉。处置废弃口罩时要记得做好呼吸道防护措施（戴口罩、开窗通风等），并且一定要认真做好手部的消毒。

未使用的口罩应存储于通风良好、避光、干燥的环境中，远离火源与污染物。注意口罩的生产日期，避免使用过期口罩。

疫情期间，防护口罩不可以清洗或消毒后二次利用。N95口罩如果能够合理保存，取下后可以悬挂在干燥、通风的地方（如玄关），或者可以装入干净的透气容器（如纸袋）中则可以延长使用期。但当口罩有破损、脏污，呼吸阻力变大时就要停止使用。

（三）养成良好的个人行为习惯

第一，不随地吐痰，有痰时若附近无卫生间，可用卫生纸巾将痰裹住投入附近垃圾箱。不要将痰吞咽。

第二，室内要经常开窗通风以保持空气的新鲜流通。

第三，手部接触各种物品，易带有大量的病菌。不要用手揉眼睛、挖鼻孔，很多传染病可以通过眼结膜和鼻黏膜感染。

第四，保证充足的睡眠，不能过于疲劳，因为疲劳容易使我们的抵抗力下降。

第五，打喷嚏时注意用手肘遮挡口鼻。咳嗽或打喷嚏时，要抬起手肘挡住嘴。呼吸道疾病最直接的感染途径就是飞沫传播。咳嗽和喷嚏中带有大量的病毒或细菌。这些带有大量病毒或细菌的分泌物和飞沫会随着咳嗽、打喷嚏高速喷出。有研究表明，当人打喷嚏时，可以喷出 10 万口水滴，这些口水滴以每小时 145 公里的速度在空气中扩散。在人口稠密的区域，打喷嚏可以在 5 分钟内将感冒病毒传播给 150 人。

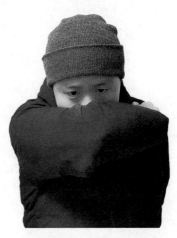

那么，我们为什么要用手肘遮挡而不能用手遮挡呢？

首先，手肘遮挡比

打喷嚏时用手肘遮挡口鼻

用手遮挡能更好地阻挡飞沫传播；其次，如果您用手遮挡之后不能立即清洁洗手就会把病毒和细菌沾染到其他物体上，造成二次污染。

打喷嚏和咳嗽时用手肘遮挡这个动作意义重大，能更好地避免传播疾病、保护我们最爱的家人和朋友。

三、保护易感人群

提高易感人群的抗病能力，是抵御病菌侵害的重要手段。我们应积极参加体育运动，增强体质；做好保暖防护工作，在天凉时保护好自己的关节脖颈，不要因爱美的虚荣心而把自己暴露在致病因素的攻击之下；均衡膳食营养，不挑食不吃垃圾食品；等等。这些在防疫中都是很重要的。

我们一定要按时接种各种预防疫苗。很多的预防接种都是针对特定的季节、特定的疾病而进行的，都是卫生防疫部门作了精心安排的。疫苗是我们人工特制的减毒的病原体，在接种以后我们身体的免疫系统会派出"士兵"白细胞、巨噬细胞等与实力大减的敌人进行战斗，对敌人的习性有所了解。在我们的身体里形成了对抗这种疾病的"记忆"——也就是抗体。当我们的身体在面对真正的敌人时，这些抗体就会启动，一举消灭入侵的敌人，从而保持身体健康。疫苗接种的成功与否因人而异，有的人可能要多次接种同一种疫苗才能获得免疫。不同的疫苗接种次数也不同，有的疫苗接种一次就可以获得免疫，而有的疫苗可能需要分次接种检测才能完成。

药物是人类对抗疾病的制胜武器，所以当我们生病时一定要及时就医、对症服药，不可拖延！不要以为感冒可以熬熬就过去了；不要用一些说辞去搪塞和躲避服药治疗；不要被错误观念误导，认为生病了还坚持是"英雄"的表现。在疾病面前我们应当做一名智者，而不是"英雄"！随着年龄的增长，我们的身体终有一天会衰弱，而疾病的发生往往是累积的过程。举个最简单的例子：如果一个人的牙齿不小心被碰坏了一点，一开始可能不会对进食造成影响，也尚未影响美观，但等发觉不适时再去看牙医就会被告知需要磨掉大半牙齿才能拯救这颗牙，甚至需要彻底拔牙。这时就会后悔为什么没有从一开始就及时处理问题。

治病如此，人生亦如此。所以大家一定要认真对待，不仅仅在疫情期间保护自己，平时也要养成良好的习惯，时刻珍视自己的身体健康！

第二节 严重疫病的应对

不同的传染病预防的方法各不相同，只有找出它们的薄弱环节，因病制宜，才能事半功倍。下面让我们来具体了解一下吧！

一、细菌类

（一）鼠疫（黑死病）

鼠疫是一种主要通过鼠蚤传播的广泛流行于野生啮齿类动物间的自然疫源性疾病，属于烈性传染性疫病，为我国法定甲类管理传染病，国际检疫传染病，传染性强。感染后，致死率高达30%—60%。

传染源为鼠类和其他啮齿类动物，其中褐家鼠和黄胸鼠是主要的传染源。野狐、野狼、野猫、野兔、骆驼和羊也可成为传染源。被鼠疫感染的病人也是肺型鼠疫的传染源。感染后主要表现为高热、淋巴结肿大、出血倾向、肺炎等。

鼠蚤叮咬过携带耶尔森菌的啮齿类动物后会感染鼠疫，但是它不会立即死亡，耶尔森菌会

在鼠蚤体内大量
繁殖并堵塞鼠蚤
的消化系统，鼠
蚤因此变得异常
饥饿，再次叮咬
吸血时会将鼠疫
病菌通过唾液传

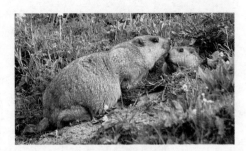

土拨鼠

播出去。而被这样的鼠蚤叮咬过的人就感染了鼠
疫。这是鼠疫最主要的传播途径。

此外，感染鼠疫后的病人成了新的传染源，
病毒可以通过患者的呼吸道飞沫传播，造成人际
间传播。

人的皮肤破损后接触染疫动物或接触鼠疫病
人的血液及分泌物以后也会造成感染。鼠疫也能
通过消化道传播。

人类对鼠疫没有天然抵抗力，普遍易感，无
年龄和性别上的差异。疫区的野外工作者以及与
旱獭密切接触的猎人、牧民是高危人群。

鼠疫如此可怕，我们应该如何面对呢？此时
可打开"万用锦囊"，应用我们的法宝。

1.控制传染源

积极做好消毒、灭鼠、灭蚤工作，注重家庭
及周围环境卫生。管理好食物和水源，堵塞管

口、缝隙和鼠洞。

2. 切断传播途径

在鼠疫疫源地区的居民，严禁打猎，严禁剥食鼠、狐狸、旱獭、野兔等动物，禁止儿童玩鼠。

发现疫情及时报告，发现病死鼠或其他动物症状与鼠疫相似，或不明原因的高烧昏迷病人，应及时报告就近的卫生院、医院或疾病预防控制中心，并就地隔离治疗。

3. 保护易感染人群

城市居民一定要注意做好个人防护，定期消毒杀虫，避免虫蚤叮咬。避免去野外露营、狩猎。青少年也应减少在丛林中活动，不要逗弄野生动物及乱摸乱碰，应穿好长衣长裤防止虫蚤叮咬。避免到鼠疫高发的国家和地区。

4. 鼠疫的"三报""三不"制度

三报：在鼠疫疫源地区，报告病（死）旱獭和其他病（死）动物；上报疑似鼠疫病人；上报不明原因的高热病人和急死病人。

三不：在鼠疫疫源地区不私自捕猎疫源动物；不剥食疫源动物；不私自携带疫源动物及其产品出疫区。

5. 良好的卫生习惯

养成良好的卫生习惯。常洗澡、认真刷牙、常换洗晾晒衣物、内衣和袜子要每天换洗、勤剪指甲，尤其要注意手部卫生。

（二）霍乱与细菌性痢疾

1. 霍乱

霍乱是由霍乱弧菌引起的甲类传染病。主要表现为：发病急、传播快，腹泻、排"米泔样"便、呕吐。需立即治疗，重症患者可因就诊不及时而死亡。

（1）**传染源**：患者及带菌者是霍乱的主要传染源。

（2）**传播途径**：患者及带菌者的粪便、排泄物污染水源或食物（粪口途径）。

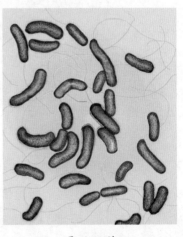

霍乱弧菌

在霍乱流行地区，肥料或未经处理的灌溉水会污染田间的农产品。食用生的未剥皮的水果和蔬菜是感染霍乱的常见原因。食用未加工或未煮熟的海鲜，特别是贝类，也可能会感染霍乱细菌。

霍乱流行季节为夏秋季，带菌蚊蝇通过接触人或食物从而将病菌传染给人。我国流行地区主要是沿海一带，如上海、广东、浙江、江苏等省份。

霍乱发生无家庭聚集性，以成人发病为主，男性多于女性。主要经水、食物传播。霍乱细菌可长期在水中休眠，受污染的公共水是大规模霍乱暴发的常见原因。生活在拥挤的环境中而没有足够卫生条件的人，尤其会面临霍乱风险。

（3）**易感人群**

生活卫生条件差的人(如难民营、贫困国家、饥荒、战乱或自然灾害地区的人)、儿童、老人及胃酸水平低的人（因为霍乱细菌不能在酸性环境中存活）。

2. 细菌性痢疾

细菌性痢疾简称"菌痢"，是由志贺菌属（痢疾杆菌）引起的肠道传染病。感染后出现全身中毒症状，表现为发热、腹痛、腹泻、里急后重、排脓血样便，严重者可引发感染性休克和（或）中毒性脑病。细菌性痢疾通过污染手、食品、水源或生活接触，或苍蝇、蟑螂等间接方式传播（粪口途径）。人群对痢疾杆菌普遍易感，学龄前儿童及青年患病多，与不良的卫生习惯有关，常反复感染多次发病。

3. 预防手段

霍乱与细菌性痢疾主要都是通过粪口途径传播，均因食用不洁的饮食、水所致，并且都以肠道表现为主。预防霍乱、细菌性痢疾等粪口途径传播类的疾病，我们应该：

（1）控制传染源

加强饮用水卫生：要加快城乡自来水建设，必须保护水源，改善饮用水条件，实行饮水消毒，做好灭蛹工作。

做好饮食卫生：严格执行《中华人民共和国食品卫生法》，特别要加强对饮食行业（包括餐厅、个体饮食店、食品摊等）、农贸集市、集体食堂等的卫生管理。

（2）切断传播途径

隔离：对患者、疑似患者和带菌者要分别隔离治疗。及时上报：发现患者、疑似患者或带菌者时，城镇于2小时内、农村于6小时内以最快的通信方式向发病地的卫生防疫机构报告。

消毒：对患者、疑似患者和带菌者的吐泻物和污染过的环境、物品、饮用水进行随时消毒，将染菌者送隔离病房或治愈后进行终末消毒。家庭要做好厨房与卫生间的消杀工作，注意手部卫生消毒！

检疫：对隔离点内的所有人员和密切接触者，自开始处理之日起每日验便一次，第一次采便应在服用抗菌药物前进行。停服抗菌药物后连续两天粪便培养未检出霍乱弧菌者即可解除检疫。

（3）保护易感人群

居家生活中，做好饮食卫生；不吃生肉，切菜时生熟菜要分开切。瓜果生吃前要洗净或刮皮。不吃腐败变质的食物。外出就餐应在营业执照齐全、卫生许可过关的店铺。做好手部消毒：饭前便后勤洗手。

（4）防病知识

要加强预防肠道传染病的教育宣传，提倡喝开水，不吃生的或半生的食物，生吃瓜果要洗净，饭前便后要洗手，养成良好的卫生习惯。开展以预防肠道传染病为重点的群众爱国卫生运动，搞好环境卫生，及时清理垃圾和人畜粪便。

二、病毒类

（一）艾滋病

艾滋病的全称是"获得性免疫缺陷综合征"，是由于机体感染人类免疫缺陷病毒（HIV）亦称艾滋病病毒，而引发的全身性疾病。艾滋病病毒感染可导致人体不同程度的免疫功能缺陷，未经治疗的感染者在疾病晚期易于并发各种严重感染和恶性肿瘤，最终导致死亡。

1.传播途径

感染 HIV 的人都是本病的传染源，包括HIV 感染者和艾滋病患者，HIV 主要存在于传染源的血液、精液、阴道分泌物、脑脊液、胸腹水、羊水和乳汁等体液中。其感染和传播途径主要有以下三种。经性接触：包括不安全的同性、异性和双性性接触。经血液及血制品：包括共用针具静脉注射毒品、不安全规范的介入性医疗操作、文身等。经母婴传播：包括子宫内感染、分娩时和哺乳传播。

2.预防措施

深入了解艾滋病知识，不能存在侥幸心理，要做到：洁身自爱，不去非法采血站卖血，不看色情影片，不涉足色情场所，不要轻率地进出某些娱乐场所；任何场合都应保持强烈的预防艾滋病意识；不要存在任何侥幸心理；不要因好奇而尝试吸毒。避免不洁性行为。

生病时要到正规的医院治疗，注意输血安全，不到医疗器械消毒不可靠的医疗单位特别是个体诊所打针、拔牙、针灸、手术。不用未消毒的器具穿耳孔、文身、美容。不与他人共享剃须刀、牙刷等，尽量避免接触他人的体液、血液，对被他人污染过的物品要及时消毒。

注意与艾滋病病人的接触：病人的血液、排泄物、污染的物品应进行彻底焚烧；病人的器皿及医用器械要专人专用，如病人的剃须刀、牙刷、毛巾、茶杯等。

（二）病毒性肝炎

肝炎是由细菌、病毒、寄生虫、酒精、药物、化学物质、自身免疫等多种致病因素引起的肝脏炎症的统称，主要表现为乏力、恶心、食欲减退、厌油等。

在我国，病毒感染导致的病毒性肝炎较为常见，儿童及成年人均可患病。

肝炎是否会传染，主要由病因决定。甲型和戊型病毒性肝炎的传染性较强，可通过消化道传播，乙型、丙型和丁型病毒性肝炎经血液等途径传播。其他非病毒性肝炎无传染性。

1. 甲型、戊型肝炎的预防

饮用水管理：自来水要按规程消毒，井水也要定期消毒，不喝不符合卫生标准的饮用水。

粪便管理：用一份 20% 的漂白粉澄清液与一份甲肝病人的粪便拌匀进行消毒，便器用 3%—5% 的漂白粉澄清液浸泡 60 分钟。

饮食卫生：养成饭前便后洗手的卫生习惯，提倡分餐制，共用餐具要消毒，不要生吃贝壳类水产品。

疫苗接种：对易感人群接种甲型肝炎疫苗有很好的免疫预防效果。目前尚无戊型肝炎疫苗特效预防。

2. 乙型、丙型、丁型肝炎的预防

防止血液传播：严格筛选献血人员，保证血液和血制品质量，不输入未经严格检验的血液和血制品；不去街头拔牙、耳垂穿孔、文身等。医疗机构要做到注射中一人一管一消毒。

防止性传播：采用适当的防护措施。

防止生活接触传播：实行分餐制，不与他人共用餐盘碗筷，不与他人共用牙刷、剃须刀、水杯和理发器具。

疫苗预防：接种乙肝疫苗是预防乙型肝炎最有效的措施。凡是没有感染过乙肝病毒的人，尤其是家中或周围密切接触的人中有乙肝病人或乙肝病毒携带者的人群均应接种乙肝疫苗。

（三）狂犬病

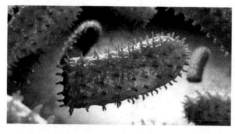

狂犬病病毒

狂犬病是一种由狂犬病病毒引起的急性传染病，临床大多表现为特异性恐风、恐水、咽肌痉挛、进行性瘫痪等症状其典型症状是恐水，即饮水时，甚至是听到水声，患者就会出现吞咽肌痉挛，不能将水咽下，即便患者口极渴也不敢饮水，故又名恐水症。

病毒经由感染狂犬病病毒的动物抓咬伤人后传播给人。一旦狂犬病症状发作，致死率近乎100%。被咬伤后及时接种狂犬病疫苗，能够有效防止发病。被以下三类动物抓咬伤具有高感染风险，应当及时处理伤口和接种疫苗。第一，犬、猫；第二，流浪的或野生的哺乳动物，主要是指食肉类哺乳动物；第三，蝙蝠（接触即为高风险暴露）。

1. 规范处理伤口

伤口处理的主要目的是通过机械性、物理性和化学性等方式降低伤口内的狂犬病病毒及其他微生物数量，从而降低狂犬病发病及其他感染的风险，促进伤口愈合并及早恢复功能。

伤口冲洗：使用肥皂水（或弱碱性清洁剂）及流动清水对伤口进行彻底有效的冲洗。为了保证冲洗效果，建议需冲洗15分钟左右。为避免非无菌的清水、肥皂水及其他清洗剂残留，最后用生理盐水冲洗伤口。

为达到冲洗的最佳效果及降低医疗风险，建议使用具备二类医疗器械资质的冲洗器及专用冲洗液对伤口进行彻底冲洗。

伤口清创：专业医务工作者应遵循清创原则进行伤口清理，通过外科技术降低伤口感染率、促进愈合。

伤口消毒：使用碘制品或专用冲洗液或消毒剂对伤口进行消毒。

伤口一期缝合：因动物致伤后伤口感染率高，因此应谨慎进行一期缝合（即清创后缝合伤口），若为6小时以内的大伤口，特别是位于头面部时则建议一期缝合，头面部以外的犬咬伤伤口也可考虑一期缝合。猫咬伤伤口则不建议一期缝合。

2. 对狂犬病的预防

首先我们要注意管理传染源，其中以对犬的管理为主，要捕杀野犬。对于家犬，我们要加强管理，进行正规的免疫，实行进出口动物检疫措施，对于病死的动物应该焚烧，或者深埋处理。被犬等咬伤以后，我们要及时正确地处理伤口，首先可以采用肥皂水，或者是新洁尔灭，彻底地冲洗至少半个小时以上。然后要挤出污血，冲洗以后可以使用碘酒涂抹伤口。这种情况下，一般伤口不要缝合，也不要包扎，以便于血液的引流，必要的时候可以在伤口的局部和周围进行免疫球蛋白和免疫血清的注射，然后进行全程的狂犬疫苗接种。

三、其他微生物类（疟疾）

疟疾是因人类感染疟原虫所引起的寄生虫病。临床表现为周期性发作的症状，如寒战、发热、随后出大汗缓解等。一般通过受感染的蚊虫叮咬传播。

1. 传播途径

被感染了疟原虫的按蚊叮咬是感染疟疾的主要途径。血液传播：因输入带有疟原虫的血液，或与疟疾患者共用注射针头而感染。母婴传播：体内带有疟原虫或患疟疾的孕妇通过胎盘传染给胎儿，导致新生儿患有先天性疟疾。

生活或者工作在疟疾流行的地区可大大增

加患病概率。免疫力低下的幼儿、婴儿和老年人、孕妇及其胎儿，都可增加患疟疾的风险。贫困、低教育水平以及卫生保健不完善，未正确服用预防药物、未采取防蚊虫叮咬等保护措施，也可使感染风险增加。

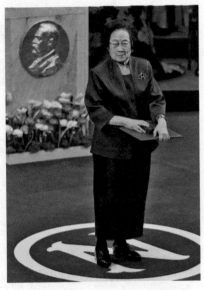

1972 年，中国药学家屠呦呦成功提取青蒿素，并发现青蒿素能迅速消灭人体内的疟原虫，对恶性疟疾有很好的治疗效果，因此获得 2015 年诺贝尔生理学或医学奖。

2. 疟疾的预防

注意消灭蚊虫，避免蚊虫叮咬。同时保持家庭卫生干净整洁，注意通风。蚊子在黄昏和黎明之间最活跃，为了保护自己免受蚊虫叮咬，应该穿长裤和长袖衬衫，遮住皮肤；在皮肤和衣服上涂抹驱虫剂。含有 DEET 的喷雾剂可用于皮肤，含有氯菊酯的喷雾剂可安全地用于衣物；建议使用蚊帐，特别是用杀虫剂处理的蚊帐，有助于睡觉时防止蚊虫叮咬。

第三节 不同传播方式的传染病疫病的预防总结

一、飞沫及空气传播的疫病

（如流行性感冒、水痘、腮腺炎、流脑、麻疹等）

1. 尽量避免到人多拥挤的公共场所。如需外出要正确选择和佩戴口罩。

2. 在人群聚集场所打喷嚏或咳嗽时应用手绢或纸巾遮掩口鼻，用手肘遮挡口鼻。不要随地吐痰，不要随意丢弃吐痰或擤鼻涕时使用的纸巾。

3. 勤洗手和使用正确的方法洗手（七步洗手法），不用污浊的毛巾擦手。

4. 避免与他人共用水杯、餐具、毛巾、牙刷、水盆等物品。

5. 注意环境卫生和室内通风，如周围有呼吸道传染病症状的病人时，应增加通风换气的次数，开窗时要避免穿堂风，注意保暖。

6. 多喝水，多吃蔬菜水果，增加机体免疫能力。

7. 多进行体育锻炼，增强体质。

8. 培养良好的作息规律，保证充足的睡眠。

9.适当接种疫苗也能有效地预防这类传染病。

10.如有感染及时就医，发现可疑及时上报。

二、接触传播的传染病
（如沙眼、红眼病、肝炎等）

1.尽量避免到人多拥挤的公共场所。如需外出要正确选择和佩戴口罩。

2.勤洗手和使用正确的方法洗手（七步洗手法），不用污浊的毛巾擦手。

3.不要用手揉眼睛，保持用眼卫生。

4.避免与他人共用水杯、餐具、毛巾、牙刷、水盆等物品。

5.多喝水，多吃蔬菜水果，增加机体免疫能力。

6.多进行体育锻炼，增强体质。

7.培养良好的作息规律，保证充足的睡眠。

8.如有感染及时就医，发现可疑及时上报。

9.定期体检。

10.不文身，不在非正规机构穿耳洞。

三、粪口途径传播的疫病
（如霍乱、细菌性痢疾、阿米巴痢疾等）

1.勤洗手和使用正确的方法洗手（七步洗手法），不用污浊的毛巾擦手。

2. 不吃不熟透的食物，瓜果要彻底洗净或削皮。生熟食物要分开处理。不吃发霉变质的食物，不吃垃圾食品。

3. 避免与他人共用水杯、餐具、毛巾、牙刷、水盆等物品。

4. 做好家中的消毒工作，尤其是厨房与卫生间的消毒工作。消灭蚊蝇、跳蚤、蟑螂等害虫。

5. 多喝水，多吃蔬菜水果，增加机体免疫能力。

6. 多进行体育锻炼，增强体质。

7. 培养良好的作息规律，保证充足的睡眠。

8. 如有感染及时就医，发现可疑及时上报。

四、血液和性传播的传染病
（如疟疾、淋病、艾滋病、梅毒等）

1. 勤洗手和使用正确的方法洗手（七步洗手法），不用污浊的毛巾擦手。

2. 洁身自好，了解传染病的危害及防治措施，规范自身的行为。形成自我保护意识，如遇到坏人要侵害我们时要机智逃跑和求救。

3. 做好个人清洁，每天换洗内衣裤。常晾晒衣被，保持室内通风。

4. 避免与他人共用水杯、餐具、毛巾、牙刷、水盆等物品。

5. 做好家中的消毒工作。尤其是厨房与卫生间的消毒工作。消灭蚊蝇、跳蚤、蟑螂等害虫。

6. 不去非正规地点献血，不在没有资质的医院输血，不与他人共用针具，不参与吸毒。

7. 不文身，不在非正规机构穿耳洞。

8. 多喝水，多吃蔬菜水果，增加机体免疫能力。

9. 多进行体育锻炼，增强体质。

10. 培养良好的作息规律，保证充足的睡眠。

11. 定期体检。

12. 如有感染及时就医，发现可疑及时上报。

五、其他需要注意的事项

1. 不饮酒、不吸烟。

2. 不食用和饲养野生动物。

3. 不去逗弄和挑衅动物，不做危险的行为。

4. 家中宠物定期做好驱虫和检疫工作。

5. 爱护牙齿，认真刷牙；爱护眼睛，认真做眼保健操。

6. 面对疫病听从长辈的指导，不一意孤行。

7. 做好学习和娱乐安排，轻松学玩。

8. 与他人相互理解和尊重，胸襟宽广，积极向上。

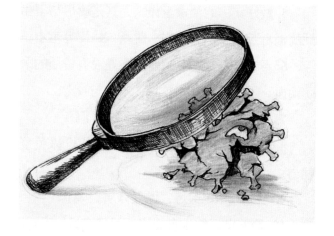

9.不信谣言，不传谣言，仁和善良，坚定信心。

相信阅读过以上内容后，大家的防疫知识水平有了长足的进步！面对疫病传染病时我们都能做到心中有数，在以后成长的道路上也能很好地保护自己和他人。最后感谢大家的阅读，希望只言片语总有益，点点滴滴要牢记。

第二部分

筑起心理防线

第一章　了解变化

第一节　疫情中戴好心理"口罩"

疫情中，面对铺天盖地的信息，面对不能出门的隔离，你有没有发现自己的心情逐步发生了细微的变化？这些变化可能就是我们所说的"应激反应"。

同学们在戴好口罩、少出门、勤洗手的同时，也要关注自己的心理健康。给自己的心情戴上"口罩"，更好地面对突如其来的疫情。

一、心理应激反应有哪些

我们简要描述一下过度应激反应的表现。

一是应激后的情绪反应。疫情中大部分人会出现恐惧和担忧，不信任别人，看到一些不公平的行为会有非常强烈的愤怒感；每天在家无所事

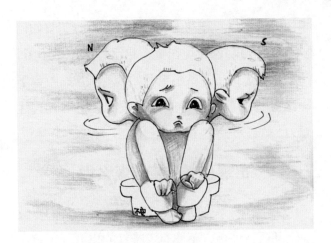

事，感觉到空虚，容易有绝望感，一般在心里面
会想"如果……那该怎么办呀？"跟父母的关系
似乎也变得不那么融洽，容易有一些指责、愤怒
或者疏远。

二是身体感觉方面。做什么都没干劲，好像
想要做点什么，又觉得没有力气去行动。胃口也
变得一般，不想睡，也睡不着。又或是要反复地
洗手，反复地用酒精擦拭家里的物品。

三是头脑认
知方面。感觉到
自己的注意力变
得不集中，容易
忘记事情。对一
些原本有计划的

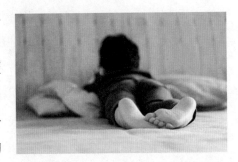

事情失去了信心和动力，比如，假期时想着如何复习和预习功课，现在觉得自己什么也做不了，头脑也变迟钝了。做事情开始变得犹豫，效率下降。对新闻事件变得非常的关注，很难转移注意力。

二、出现应激反应该怎么做

第一，科学认知。从认识上来看，我们要做到合理看待疫情，不要有灾难性的思维。

比如，有能力的同学可以自己设立一些课题，或者与父母一起，通过对一些探究性素材的搜集、阅读和思考，去了解病毒的原理、传播的方式，也了解科学家们正在做的研究和努力。说不定你会发现一片新的知识领域。

另外，对待疫情人们也在不断地更新观点。我们需要有一定的辨别能力，去判断观点的正确性，去评估自己焦虑的真实性。比如，我们可以问问自己，一直担忧的那些事情发生的可能性有多大？我们国家以前出现其他疫情时，有没有出现我们所担忧的失控情况？综合考虑现在情况的客观性，来判断自己担忧的可能性有多大。坚定对国家的信心，合理判断焦虑的可能性，就能慢慢地平复自己。

第二，面对情绪。其实人们都会在疫情中感受到一定程度的焦虑，或者短期内的焦虑。这种焦虑也许不那么好受，但它是一种原始情绪，能调动我们的大脑神经，让其兴奋起来，帮助我们提高生存的概率。所以说，焦虑是在不正常情况下的一种正常反应。

　　但是如果焦虑持续时间太长，达到两周以上，或者焦虑程度太严重，影响了我们的睡眠和饮食，这种过度焦虑就可能会引发疾病，会使我们的免疫系统受损，免疫力下降。所以当感觉到严重焦虑的时候，我们需要进行自我主动的调节——主动休闲。

　　有同学说"我每天都在休闲啊，每天我都在刷剧、刷短视频，可我怎么还是焦虑呢？"其实，类似刷剧，这种不动脑的休闲叫做"被动休闲"，而真正能调节焦虑的是"主动休闲"，就是那种需要动一点脑筋、花一点心思才能去完成的休闲活动。比如说看书、做饭、画画、唱歌、做手工等等，也可

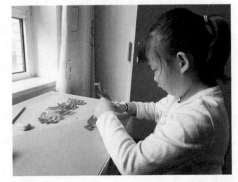

以学习一些新的技能。在这种主动式的休闲活动中，人会情不自禁地投入很多注意力和精力，随之产生一种专注、忘我的体验，我们称之为"心流体验"。这种体验是美好的，能让人感受到内心的平静。这种主动休闲的方式不仅能缓解焦虑，还能提高我们的生活质量。

第三，合理管理信息输入。疫情期间的各种新闻、信息非常多，可获得信息的渠道也非常广，如果我们不加节制地吸收，那么内心就会难以承受这些信息。因为从人的天性来说，本能上对危险等负面消息是非常敏感的。这种本能最初是为了保护我们的生存，但是如果过多地吸收危险信息，则会过度激发我们的应激状态，加重焦虑情绪，还会影响我们对客观事实的理性分析和判断。所以应该每天控制自己看新闻的时间段，并且主动搜索信息，而不是被动接收。这样能有效控制我们的焦虑水平。

第四，保持乐观积极的心态。往往不幸都只是暂时的，如果我们能够把眼光放远，一定会有峰回路转的那一天。所以我们要做的是，如何在磨难中更加关注当下的生活，如何在有限的条件下创造性地提高生活质量，又如何在困境中始终保持希望感。

同学们，让我们在这场没有硝烟的战争中快速成长起来吧，越发地热爱生活、热爱生命！

第二节 在不确定中，找到确定感

看到标题，同学们可能就疑惑了，既然现在疫情环境这么不确定，我又怎么可能会有确定感？什么时候开学，能确定吗？什么时候能出门，能确定吗？什么时候疫情能过去，能确定吗？

这些问题我们确实"不确定"，而且暂时也没办法确定。这些不确定的事件，对我们甚至对社会来说，都是很重要的事情，我们没有处理这

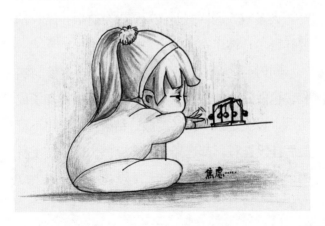

焦虑……

类问题的经验，这会使我们的应对系统失灵。于是，我们好像就被卡在不确定和不安焦虑之中，开始变得胃口不好、睡眠不好、没有兴趣，人际交往中容易冲突怄气，变得敏感和多疑。

一、为什么会觉得被卡住

面对不确定性，我们会觉得好像被卡住了。为什么呢？心理学上有一个实验，叫"薛定谔的挂科"，也许可以给你一些启发。

心理学家让一组参与实验的学生想象一个情景：

"你期末考砸了，很可能会挂科，但成绩还没公布。这时你看到一则度假广告，可以去一个心仪已久的地方度假，有限量优惠名额，你现在要不要抢报？"

大多数人的回答是："不报！"这很正常，都要挂科了，谁还有心情去想度假的事？

同时，心理学家还找了另一组学生参与实验，也做同样的想象。不同的是，学生得知了成绩后，再决定报不报名度假。结果这组学生不管最后挂没挂科，都选择了报名度假。因为挂了科的，想去度假安慰一下自己；没挂科的，想去度假庆祝庆祝。

这个实验说明，真正影响人们采取行动的，不是结果的好坏，而是结果的不确定性。

二、如何才能不被卡住

　　既然不确定性会让人卡住，那怎么做才能感觉到自己可以重新动起来，对生活恢复一些确定和掌控呢？

　　不确定性会让我们不停地想结果，但就是不行动。其实，不用等结果确定，我们就有方法来应对这种不确定感所带来的不良影响。这个方法就是"目标具体化"。问问自己，目前最想达到的目标是什么？

　　如果想学习不被影响，那就安排学习计划；如果想增强体质，那就想想在什么时间做哪些运动；如果想让自己开心，那就做些自己感兴趣的事情。

　　疫情后再看这段特殊的时期，至少会觉得我曾经做过这些事情，没有虚度时光。比如，运动了20分钟，我也不知道明天还能不能坚持规律运动，但今天我运动了，这也不是虚度。

　　只要有了具体目标，开始了具体行动，那么我们就可以慢慢找到一些"确定"的感觉，对自己小小的生活范围开始有掌控感。

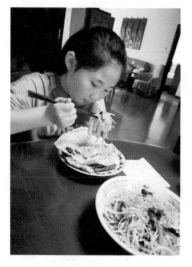

具体的目标就会带来具体的行动，哪怕这个具体的行动只是半个小时，或者哪怕只是简单地吃一顿饭，你也要去仔细感受具体的过程。比如吃饭时去体会饭菜的味道、温度。这就是找回确定感的秘诀：做具体的事情，仔细感受做事的过程。

三、来自心理学家的建议

心理学家建议做以下这些具体事情，当然我们也可以发挥自己的兴趣和智慧，想一想要做什么具体的事情，达到什么具体的目标。

（一）让身体放松

1. 呼吸放松法

吸气：深深地，慢慢地，大吸一口气，直到吸不进去，屏住。

呼气：慢慢地，轻轻地呼出来，呼出来，呼出来。

然后，重复上面的步骤3—5次，吸气，呼气……

你会感觉神经变得放松，头脑也灵活起来。

2. 肌肉放松法

选择仰面躺在床上或者舒服地坐下。

握紧你的双拳，握紧，再握紧；慢慢放松，再放松，完全放松。

抱紧你的双臂，抱紧，再抱紧；慢慢放松，再放松，完全放松。

双腿伸直，绷紧你的脚弓，绷紧，再绷紧；慢慢放松，再放松，完全放松。

体会肌肉的变化，你会感觉身体更轻松了。

（二）列"愿望清单"

把平时来不及去做的爱好列出来，然后按想做的程度来进行排序。如果你爱好的项目有点少，也可以参考别人的，或者自己想一些新项目。把你要做的项目发布在朋友圈里，邀请更多的同学一起来参与和互动，更能激发实施中的乐趣。

（三）帮助父母做家务

和父母一起待在家中的时间变长了，可以利

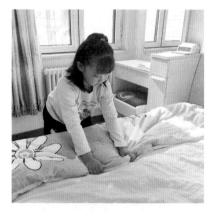

用这段时间来促进家庭感情。心理学家研究发现，如果人们共同做一件事，容易产生相近的心理感受，促进彼此的感情。和父母一起做家务，会自然地促进亲子关系，营造爱的氛围。

比如，帮父母打扫房间、一起做饭、浇花、洗刷碗筷、整理衣物等，还可以和父母一起在网络上学做新的美食、一起考虑家中需要购买的食材等。

（四）阅读感兴趣的书籍

不能出门，正好有了整段的阅读时间，这也是提升自己的好时机。同学们可以列出想看的书单，寻找电子资源，或者翻出书柜里感兴趣的书籍，通过阅读来使自己安静下来，享受书籍中的知识和丰富的精神内涵。

除了"输入"，你还可以"输出"，把所读所感与朋友和家人分享。

整段的阅读、感受的分享，可以帮助我们建

构比较完整的知识体系，同时有助于深度思考。读书可以缓和情绪，帮助我们找回专注的感觉，让我们更安定于当下，更有确定感。

（五）进行娱乐活动与运动

每个人都会有自己的娱乐方式，比如，在网络上唱歌和朋友比赛，跟随音乐起舞、练字、画画，和家人一起做些小游戏……娱乐活动能帮我们变得开心愉快，但记得不要影响别人哦！

长时间待在家里无所事事，可能会造成由于睡眠过多、作息时间不规律导致生物钟紊乱，甚至出现头晕、浑身乏力等症状。此时必须让自己动起来。家里虽然条件有限，但仍可以做简单的运动，如跟随运动 App 做健身操、进行平板支撑等等。坚持运动一段时间，感觉精神状态、自信心都会明显提高。

当你开始做这些具体的事情，并仔细感受做事的过程，那么恭喜你，你能找到不确定中的确定感了哦！

第三节 停课不停学

如果再次发生重大突发事件,"停课不停学"也许会成为比较成熟的替代学校教学的方法。但是在家学习,上课的节奏被打乱了。毕竟在家中,无论是学习氛围还是学习环境,都不及学校,没有老师的讲解,学生自主复习的效率也不是很高。

什么是"停课不停学"?学习效果能有保障吗?我们焦虑,家长也焦虑,怎么办?

一、什么是"停课不停学"

因防控疫情需要,学校延期开学,学生不能在正常开学时间到校上课学习。教育部要求各地教育部门和学校认真做好延期开学期间的"停课不停学"工作,网上学习是一项临时应急措施。"停课不停学"不是指单纯意义上的网上上课,也不只是学校课程的学习,而是一种广义的学习,只要有助于学生成长进步的内容和方式都是可以的。

二、在家学习能有效果吗

第一，我们不用太焦虑。停课不停学只是一种应急的措施，教育主管部门会反复考量疫情的状况，对学校教育做出权衡。非常时期的隐形竞争不是看谁能多刷几道题，而是看谁能静下心来有条不紊地安排学习计划，并且取得学习效果。

第二，信任老师。越是非常时期，越要充分信任学校的安排和任课教师的专业性，千万不要听说别人找了什么机构或者选了什么题库，就盲目跟进。同时有任何学习问题都要及时与老师沟通，尤其是薄弱学科，一定不要怕丢面子不敢问问题。

第三，学会自主学习。和老师、家长一起分析制定每一门学科的优势清单和劣势清单，针对每一条优势，继续列出至少三条保持策略；而针对劣势问题，按照"易改进、可努力尝试、难提高"三档进行难度分析。同时参考学校老师的每月重点和复习进度做好计划，最好以周为单位，注意劳逸结合。

三、居家学习的五点建议

第一，严格要求自己按照规划的作息时间起

居、学习。尤其不要晚上熬夜、早晨不起，尽管看上去一天的睡眠、学习时间总量差不多，但学习效果就会差很多。

第二，计算一下你平时的路上时间，把这段时间单独剥离出来，不要用做学习，而是将其规划为运动时间或者护眼时间，同时关注电视新闻。

第三，按照规划学习时，一定要先收起手机等移动通信工具。也许有人会认为，手机和网络是移动的"方便字典"，随时需要，但要明白，即使成年人也很难抵制住诱惑。本来是查阅资料的，结果查着查着忽然来一条信息，自然就顺手点开……然后，不知不觉就转到了朋友圈。半小时宝贵的时光就随风而逝，这时候情绪状态、学习思路都跑得远远的了。尤其是遇到比较困难的学习任务时，更容易发生此类连锁反应，所以只要开始学习，就把手机收起来，如果实在管不住，就委托父母保管。

第四，每天关心一下疫情状况和收看新闻也需要排上学习议程。通常情况下，每年国家重大事件都会不同程度地成为考试内容，尤其在新中高考背景下，特别关注学生在真实场景中的问题解决能力和批判性思维能力。像此次疫情的发生也很有可能进入日常考试，所以每天关心一下不同角度的评论或积累一些小故事、小细节也很重要。

第五，组建在线学习小组。老师的个别化指导水平再高也不一定能完全满足学生的学习需求，所以可以利用网络技术的优势，组建学习小组，增加同伴互助学习的频次，同学的答疑往往会更适切，而且多样的解题思路和方法还能促进深度思考，同时不仅增强了解答疑难问题的能力，还能增进同学的友情。

如果你是毕业班的学生，以下还有三条原则专门为你定制：

第一，把各科学习时间与中高考时间吻合，让自己的大脑开始逐渐适应不同科目的考试时段。比如，上午考语文，那么我就把语文学习时段放在上午。

第二，开始做一套题目（试卷）前，不要急于对答案。不可做一道题、对一下答案。一份卷子集中精力一气

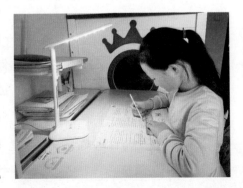

呵成地做完，还可以看看自己的时间节奏掌握得如何，同时可训练自己连续思考、大脑进行来回思维转换的能力，更为重要的是训练自己学习的意志品质。

第三，对于毕业年级的同学，如果此次停课时间较长，可以在老师们的帮助下看看历届中高考真题。为什么要研究真题呢？因为一般而言，命题组人员组成相对稳定，题目考查的知识点、能力点是有侧重的。目前所有的模拟题命题水平又大多低于真题，这样看来做 10 道模拟题，不如做 1 道真题。

愿在这个非常时期，每一位学生和家长都能收获非常宝贵的学习经历，加油！

第四节　让自己有精神一点

上文提到了在不确定中如何找到确定感，心理学家的建议中就有运动。从理论上讲，大家都知道锻炼是一个很好的习惯，却很少有人会有规律地进行体育锻炼。其实锻炼不仅仅可以减肥，还可以调整心理状态。同时睡眠的质量也很重

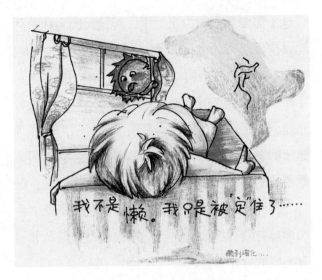

要。下面我们就来讲讲如何通过锻炼和睡眠来调整应激状态。

一、适当锻炼

我们先来聊聊为什么要把体育锻炼列入日常生活之中，成为我们生活必要的一部分。

（一）锻炼能保持肌肉含量

在远古时代，为了生计，人类不得不通过体力劳动去获取食物，通过奔跑和跳跃去逃避异种的侵袭。那时人类不需要通过体力劳动或运动去改善健康。

到了现代社会，由于各种便利条件，凡事越

来越不需要我们亲力亲为了。现代人因为缺乏活动，造成肌肉的退化。

举个特殊的例子，在缺乏重力作用的太空，宇航员的肌肉长时间在失重的环境下容易导致骨骼脆弱、钙质丢失以及骨骼肌萎缩、肌力下降等健康问题。为了保持身体的健康和延缓这种因失重带来的不利影响、减少飞行中的身体变化、保持飞行和返回时的身体状态，宇航员除了科学合理地补充营养物质，进行适量的运动锻炼是非常有必要的。

（二）锻炼中调整应激状态

虽然我们知道运动很重要，但是有很多同学会说了，我每天好吃好喝的，为什么要自己没事找罪受？

锻炼不仅仅是因为"我太胖了我要减肥"，更多的是因为"我想每天精力充沛，所以我要锻炼身体"。

运动心理学方面的研究也指出运动健身的益处，从人体大脑的神经递质到心灵深处的宁静，运动似乎都发挥着积极作用。运动是能够增进人们当前幸福感和满足感的方法。

在《火花——锻炼和大脑的革命性新科学》

一书中，约翰·瑞迪指出，有规律的有氧运动可以使我们的身体平静下来，从而为处理更多的应激做好准备。

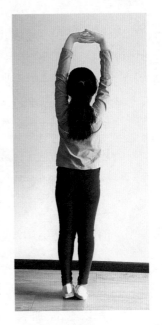

过去人们认为锻炼有益于身体健康是因为它有助于血液循环，并且可以锻炼心脏。近年来，研究人员还证明了体育锻炼向大脑输送了更多的氧，更多的氧进入毛细血管，借以提高心血管系统的效率，促使血压下降。随着心率的加快，一种叫做心钠素的激素被心脏分泌出来。心钠素可以阻断"战斗或逃跑反应"使我们身体的应激反应得以缓和。

锻炼让机体分泌更多的修复因子，这些修复因子会阻止慢性应激的破坏作用，并且控制应激激素皮质醇（皮质醇水平长期偏高会引发血糖升高、体重上升、极度疲劳等代谢变化），还可提高让我们平静、积极和精力充沛的调节性神经递质（如血清素、多巴胺和去甲肾上腺素）的含量。

（三）锻炼促进大脑健康

锻炼还被证明可以促进基因的生长过程，这个过程可以增进大脑的健康，使大脑寿命更长久和增强免疫功能。运动可以促进大脑中的干细胞以及干细胞分化成新的神经元。

但这种受益发生在锻炼之后，而不是在锻炼之中。这是因为在高强度的锻炼期间，血液从前额叶皮层中流出以确保身体应对生理上的挑战。由于前额叶皮层是大脑中的"大脑"（执行中心），对于学习来说，它是必不可少的。锻炼结束之后，血液重新流回我们的前额叶，因为这个缘故，我们集中精力的能力就得到了加强。因此，不要一边跑步一边背单词了，运动之后再去学习收获才更大。

有同学抱怨说锻炼让自己筋疲力尽，其实这是一件好事。事实上，为了强身健体，我们正在将身体推出舒适区以求提高承受能力，以此来提高生理反应的阈值。它帮助大脑加强神经细胞的基础建设，激活那些可以分泌特殊蛋白的基因，以保护脑细胞不受到伤害和不发生病变。

我们可以给自己运动提供 100 个充足的理由，当然我们也可以给不去运动找到无数个借口。当我们明白运动可以让我们的大脑更聪明之后，是不是有了更多的动力？

二、提高睡眠质量

（一）什么是睡眠

睡眠不仅仅是两眼一闭睡觉这么简单。自从20 世纪 30 年代以来，研究人员已经从科学研究上确定了睡眠类型和睡眠阶段。

睡眠的第一阶段实际上是一个介于苏醒和入睡的过渡状态，脑电波表现为快波。如果我们从睡眠的这一阶段醒过来，可能会说我们并没有真的睡着。

睡眠的第二阶段是浅睡。许多失眠的人抱怨说他们不能入睡，事实上他们经历的正是睡眠的这一阶段。我们睡了大半夜的时间，却一直在浅睡。在存在应激的情况下，浅睡阶段的时间相对会延长。

睡眠的第三阶段和第四阶段被认为是深度睡眠。深度睡眠在使我们的身体放松下来的同时增强了我们的免疫系统。如果我们的深度睡眠被剥夺，那么免疫系统就常常会被抑制，我们的身体会感到疼痛。

睡眠的第五阶段是快速眼动睡眠期。如果我们在快速眼动睡眠期被唤醒，我们会说正在做一个生动的梦。在快速眼动睡眠期间，我们身体的大部分功能几乎和清醒时的状态差不多，所以新陈代谢会加快，精力充沛的神经递质也十分活跃。

（二）睡眠对健康至关重要

如果我们得不到足够的、有规律的睡眠，就会造成多方面的问题。有证据显示，睡眠不足会损害人的注意力、新近记忆和记忆力。忍受睡眠不足的时间越长，这些能力受到损害的程度就越严重。

睡眠中，不稳定的记忆痕迹被重新组合成更持久的记忆痕迹，以长期储存。如此一来，人在白天的精力就在睡觉时被重新激活并得到了巩固。"为什么不回家想想，第二天再做决定？"这句话确实很有智慧。从古至今，不乏在睡了一个好觉之后迸发出伟大见解的奇闻。

睡眠不足会导致体重增加，哪怕是睡眠不足只有一周，因为胃饥饿素的分泌增加了，它会使我们的食欲旺盛、饭量增加。同时，瘦素（瘦素是会提高机体代谢率从而使人体变瘦的激素）的分泌在减少，而瘦素是抑制食欲的。如果食欲旺盛的同时睡眠又减少，我们会喜欢吃淀粉类的富含碳水化合物的食物、甜食和其他高热量的食物。睡眠不足的人摄入这些食物的比例会比睡眠充足的人高出33%—45%。食欲旺盛似乎不会让人去吃水果、蔬菜或富含蛋白质的食物。

（三）为什么会失眠

科学家发现有很多因素会导致睡眠问题，比如，太焦虑，睡觉前长时间使用电脑，锻炼之后马上睡觉导致太兴奋，卧室的空气不好，光线太亮，白天睡多了，有异常的噪声，晚上吃了难消化的食物等，这些因素都会让我们晚上睡不好觉。

（四）怎样才能促进睡眠

针对以上的影响因素，提出几种方法可以帮助我们养成健康的睡眠习惯。

1. 除了睡觉，不要在床上做任何事情。不要看电视、看手机，不要与父母讨论甚至争吵。请将我们的床与睡眠联系起来。

2. 不要过于努力地试图入睡。这会增加我们的压力并且适得其反。越努力入睡，就越难以入睡。

3. 避免在晚上饮用大量的液体，容易造成我们夜里被憋醒。

4. 在睡觉之前至少要避免几小时的强光照射，不要使用电脑到深夜。

5. 在上床睡觉之前做好第二天的所有计划。不要把思考和担心的事延至第二天。

6. 因为我们的大脑很容易被新奇事物所吸引，所以要努力将不重复的声音减到最少。电视或者手机里的音乐、网课等应当在睡觉之前彻底关掉，如果噪声打扰了我们，请使用耳塞。

7. 白天锻炼，睡前进行放松练习。睡前进行锻炼会让我们的神经太兴奋，但是睡前做放松练习会帮助我们入睡或者在晚上醒来后再次入睡。

8. 保证我们的体温不要太高。身上不要盖得太重。气候凉爽时要将窗户打开一条缝，夏天使用空调，冬天的卧室温度一定不要过高。

这一节内容比较专业，帮助我们认识了规律锻炼和作息对大脑处理应激反应的调节作用。锻炼可以重塑大脑，产生新的神经元。睡眠可以让机体恢复精力，对记忆力和体重都有影响。如果大家感兴趣可以多看看心理神经免疫学的内容。锻炼这么有用，是不是要赶紧排上日程哦！

第二章 恢复平衡

第一节 求助中的人际互动

> 没有谁是一座孤岛
>
> 在大海里独踞
>
> 每个人都像一块小小的泥土
>
> 连接成整个陆地
>
> ——约翰·邓恩

对于同学们来说，待在家里虽然有万般舒服，但是最难受的却是没有朋友，缺少了人际的互动和联系，最容易感觉到的便是空虚无聊，失去支柱，情绪也容易走极端，容易焦躁。这会给心理带来最大的隐患。

高质量的人际互动会让我们产生归属感、亲密感，也会让自己感觉到"我是有能力的""我

是有价值的""我是被帮助的""我是被爱的"，
我们会感觉到自己的内心是有支撑的。面对疫情
这类压力事件，"我们不是孤独的，是有能力挺
过困难的"。

心理学家认为，人之所以为人，人之所以感
到幸福、感到快乐，或者感到痛苦、感到失落，
其实最主要的影响因素就是关系。

建立起良好的人际关系，进行高质量的人际
互动，最重要的一点就是学会"求助"。

一、什么是人际关系中的"求助"

首先，我们要理解人际关系中的"求助"。
有同学可能会说，这有什么难理解的，不就是请
人帮忙吗？是的，但又不仅仅是问一句"你能
帮我一下吗？"这么简单。在人际关系中，面对

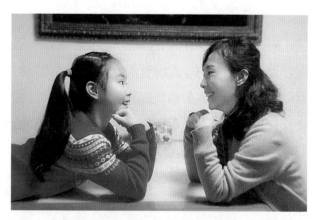

求助有三种不同的态度。

第一种是"僵化独立"的不求助，比如同学关系中，有的人会与同学之间保持完全"独立"的状态，既不想帮助别人，也不需要别人的帮助，好像"独立"的隔绝个体。在疫情期间，也完全不想联系其他人，也不怎么跟父母交流，好像要保持一种"我不麻烦你，你也别来麻烦我"的状态。

第二种是"过度依赖"的求助，很多同学会是这种状态。比如在家期间，想要不停地给朋友打电话获取一种精神上的依赖，学习上不愿自己思考，不断地问同学作业、想法、计划安排，在家也是饭来张口、衣来伸手，什么都要问家长。

心理学家后来发现，在僵化独立和过度依赖之间还存在着第三种类型，那就是"适度依赖"的求助，懂得这种求助的人更快乐，适应性也更好。

二、学会"区分"再"求助"

达到第三种"适度依赖"的技巧就是"区分"。

第一，把"求助"区分于"无能"。这个区分能帮助我们专注于解决问题，而不是批判自己在问题面前无能。

比如，有的同学不愿意寻求帮助，是因为觉得请别人帮忙是一件很没有"面子"的事情。宁愿自己弄不懂学习的问题，也不想去问别人。其实是害怕自己的问题太幼稚、害怕得不到回应或者显得自己很笨。

再比如，有的同学不愿意寻求父母的理解和帮助，不想与父母沟通。好像寻求情绪上的安慰是一件"丢人"的事情，显得自己很弱小。如果求助了，自己就不是那个能与父母平等对话的独立个体了。而且盲目自信，觉得自己解决不了，父母也没法理解和解决。

其实，这些想法不但不能解决问题，还会阻碍人与人的交流，在内心产生隔阂。

第二，把"人的行为"区分于"人本身"。

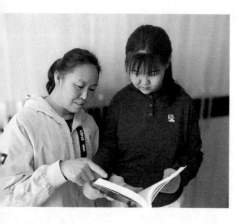

这个区分能帮我们正确看待"被帮助"，以及更好地接受"不被帮助"。

比如有一位同学来咨询时提到，她曾主动向朋友寻求帮助，但人家没有及时给予回复。这位同学就认为朋友看不起自己、忽视自己，不愿意提供帮助，自己非常气愤，也非常失落。

这两个鲜明的区分能使我们在求助时，不容易产生偏激的情绪，也避免了给关系增加不必要的负累。

三、在求助中摆正成长动机

"没事，这个事情我爸妈会替我处理好的，不用我管""我就是不想你们来帮我，不管花多长时间我都要自己做"。如果有同学的脑子里冒出这些内心独白，那其实你选择了性价比较低的人际关系处理方式，更重要的是，你选择了最低效的成长模式。

因此当想要求助别人时，首先要确定，求助不是为了逃避自己的责任，而是为了学习别人、促进自己。在过度依赖中，求助是为了逃避责任，人际中经常被别人瞧不起。反之，在僵化独立中，根本不求助，人际上无法融入团体，陷入一个人的孤独。

比如，"谁有作业答案？"和"你能告诉我这道题的思路吗？"这是两种完全不同目的下提出的求助。求助别人时，记得先要自己把问题想清楚，千万别做"伸手党"。基于成长的求助才是有意义的，这样不仅可以让他人看到你的诚意，促进健康关系的建立，还可以避免"我能力很差""很没面子"这种自我批评的困扰。

四、在求助中认清关系是有"弹性"的

在同学们成长的道路上，会接触各种各样的人际关系。比如和亲人、朋友、老师，这种关系可以称为"强关系"，能感受到强烈的人与人之间的联结。还有我们也会接触到网友、快递、淘宝店主等，这种关系称为"弱关系"，它可能是一次性的、短时间、较浅的关系。我们要理解的是，这些关系并不一定永久不变，它们不停转换且紧密衔接。

"他昨天还好好的，今天这是怎么了？""说好帮我，又没消息了"。有这类抱怨的人，说明他不太清楚关系是有弹性的。随着环境、时间和情绪的变化，人与人之间的关系也在微妙变化着。当我们能够理解和接受人际关系的变化时，就不容易在人际中感到受挫，且对良好的人际充满期待。

五、适度依赖式的求助技巧

适度依赖式的求助有三个技巧供同学们参考，也许可以帮助我们更好地面对人际关系的弹性。

第一，既要受，更要施。如果希望别人能帮助我，那么我们对别人提出的困难，也就要积极想办法帮助解决。如果只接受帮助，对别人的困难视而不见，别人同样会远离自己。

第二，选择求助时机。不要在别人忙碌或者情绪低落时寻求帮助。因为我们提出的困难会让本来就繁忙的对方，难以认真分析问题，无法有效地帮助我们；或者对方情绪低落或压力下很容易很冷漠或被惹怒，我们也无法得到帮助。所以，最好等对方有空闲或心情愉悦时再开口，或者寻求其他人的帮助。

第三，学会变通。在寻求帮助之前，要明白别人的想法只是参考意见，只有我们自己才知道最想要什么，所以最后做决定的是自己。不要一味地抱怨别人的方案不奏效，最明智的做法是自己提前准备备选方案，或者变通一下再转向求助别人。

希望同学们都能学会适度依赖式的求助，我

们将会获得高质量的人际互动，内心得到力量和
支撑。

第二节　学会掌控自己的情绪

面对特殊的疫情，我们的情绪会受到一系列
的困扰。前面讲到，面对突发事件人会出现一系
列的应激反应，需要从生理和心理两个方面来处
理这些应激反应。

但是回到平时，我们可能没有机会遇到这
么强烈的刺激事件，那么该怎么调节自己的情
绪呢？

为了让同学们能够对情绪的本质有一个更加
深刻的理解，这一节将会讲解这样几个问题：情
绪是什么，情绪是怎么产生的，情绪为什么会失
控，如何管理情绪等。

一、情绪是什么

情绪是什么？简单说来，情绪也称做心情、
感受，我们可以从一个人的表情、动作等"读"
到他的情绪。情绪是超越语言的，全世界甚至是

动物世界都是通用的。

情绪到底是天生的，还是后天习得的？情绪一来能挡得住吗？

有同学会说，老师，我脾气一上来真的"hold 不住"啊！我都要被气疯了，怎么可能冷静！

传统的情绪心理学家认为情绪是人类天生就有的。当发生某件事时，我们的情绪便会自动出现，并且可以通过面部表情、声音或动作展现出来。但是，还有一些心理学家认为情绪是由我们对引发事情的想法决定的，或者大脑会为我们选一个在当下情景里最适合表现出来的情绪。

可以用一个简单的例子解释。有三个人走在郊外，走在最前面的男生突然发现路中间有一条蛇。他会出现哪些情绪呢？

第一种可能，蛇的形象经过视网膜—视神经—视皮层的传输，出现在他的大脑中。由于进化的缘故，蛇一直被认为是一种危险的动物。他的大脑接收到这个让人害怕的形象之后，立马发出神经信号通知负责产生恐惧的脑区，于是恐惧的情绪便产生了。

第二种可能，这个男生是一名动物学爱好者，他识别出这是一种没有毒性的蛇，于是他没有什么情绪，表现得很平静。

第三种可能，这个男生想，"如果我表现得很害怕，是不是会被他们嘲笑啊，所以我一定要淡定"。结果他真的表现得很淡定。

第二种和第三种可能，主人公从知识分析和社会文化的角度对事件做了重新地解读，所以表现出了与第一种截然不同的情绪。这让我们看到，情绪也并非完全不可控，而是可以在一定程度上控制它。

二、怎么管控自己的情绪

（一）学会识别和命名自己的情绪

1.什么是"情绪颗粒度"

有些同学在描述自己情绪的时候，只会用两种描述，我今天很开心／很高兴，我今天不开心／不高兴。有些同学对情绪稍微敏感一点，他能说出我今天很生气／我今天很伤心／我今天很害怕。还有些同学能对情绪有更进一步的描绘，例如，"我感觉很开心"可以用这些词汇来形容：快乐、满意、激动、放松、喜悦、充满希望、备受鼓舞、骄傲、崇拜、感激、欣喜若狂……相反，"我感觉糟透了"可以用这些词汇来形容：生气、愤怒、惊

恐、暴躁、懊悔、窘迫、焦虑、不满、恐惧、害
怕、忌妒、悲伤、惆怅……

这里我们引入一个情绪心理学里的专业词
汇——"情绪颗粒度"。一个人如果能够用丰富
的词汇来描述自己的情绪或是感知他人的情绪，
我们就可以说他的情绪颗粒度小；相反，对情绪
的认识比较笼统，就是情绪颗粒度大。

一个情绪颗粒度大的人，对情绪不敏感，很
笼统，就容易患上各种心理疾病，比如抑郁症、
焦虑症、饮食失调症等。相较而言，一个情绪颗
粒度小的人，情绪调节能力也会越高，拥有幸福
生活的概率也更大。

举一个情绪颗粒度大的负面例子。在生活中
我们经常会遇到一些人，他们无法控制自己的情
绪，尤其是负面情绪，一产生负面情绪就一定会
暴发。为什么？因为对于遇到负面刺激事件的人
来说，一开始都是处于"我感觉很糟糕"，"我很
抓狂"的状态，没有办法仔细描绘究竟什么事情
让他们产生了这样的情绪，这些情绪是什么，以
及不知道自己的身体和心理在经历什么，所以
他们也对情绪束手无策。这样就会产生一种被
情绪绑架的感觉，就更想要摆脱这种情绪，或者
把情绪强行压制下去，或者把这种负面情绪甩给

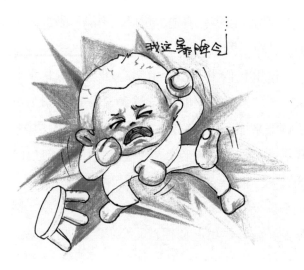

他人。结果恶性循环，事情不但没有解决反而人际关系也变得糟糕，慢慢就变成了严重的心理问题。

　　不同的情绪代表不同的含义，需要不同的解决方法。当我们意识到自己身上发生了什么、现在处在什么情绪状态下时，才能对自己的情绪对症下药，做出恰当的反应。毫不夸张地说，不同情绪颗粒度的人虽然看到的世界是一样的，但是他们内心的世界差了好几个次元。如果我们无法识别出这种情绪是什么，解决情绪的问题也就无从谈起。同样，当我们能很清楚很准确地说出自己在经历什么时，他人也能更容易地帮到我们。

2. 如何降低自己的"情绪颗粒度"

第一，要积极学习新词汇，多读书，甚至自己发明一些情绪方面的新词，构建一个自己的情绪情感概念词典。这是一个工具包，当我们的工具包越丰富，在遇到一件事情时，大脑才会很清楚地知道我们经历了什么，才能做出最合适的表现和行为。

第二，练习更加精细地描述感受。可以准备一个本子去描绘自己日常生活中的一些感受，尽量地让其更加精细化，同时也可以去观察别人，尽可能详细地描绘别人的情绪和状态。

第三，要摒弃之前一遇到负面情绪就想彻底打压的观念。与其"眼不见心不烦"地把它直接打包扔掉，还不如像整理衣服一样，一件一件分门别类地叠起来放好。

当然，降低情绪颗粒度不是一朝一夕的事情，有很多父母自身情绪颗粒度比较大，比较粗线条，不能很好地回应同学们的感受，所以更需要摆脱这种模式，去学习降低自己的情绪颗粒度。一些男生可能会认为如果自己情绪敏感细腻会被人嘲笑，但是一定要知道，当我们拥有较小的情绪颗粒度时，就能捕捉到这个世界很多微妙的细节，同时又能在这些奇妙瞬间里自如穿梭而不被绊倒，这样多好。

（二）接纳情绪，让情绪顺其自然

1. 每一种情绪都有它的价值

实质上，情绪对我们的生活造成困扰，并不是情绪本身有问题。每个人都有焦虑、抑郁、愤怒这些情绪，每一种情绪都有它存在的意义和价值。比如焦虑，帮助我们未雨绸缪，人无远虑必有近忧。正是焦虑的情绪在疫情中帮助我们做好防护措施，从而保护我们的健康。恐惧帮助我们应对危险，来保护我们的生命。设想我们如果走在路上，突然遇到了一辆汽车迎面而来，马上就会感到恐惧，心跳加快、肌肉紧张，从而使我们迅速做出避开的行动。抑郁往往发生在丧失、挫败之后，通常会感到乏力，需要更多的休息，我们从而可以更多地反思、更多地总结，吃一堑，长一智。所以说，每一种情绪其实都存在价值，都是不可缺少的。

2. 情绪为什么会带来困扰

心理上主要有三个方面的因素：第一个方面是存在不合理的认识，尤其是灾难化的认识，夸大危险出现的可能性。比如在疫情期间，听到楼下有人走过就担心此人会携带病毒，病毒会飘过来，类似这样的认识会让我们体会到极度的焦虑或者恐慌，感到痛苦。

第二个方面是难以接纳或者忍受情绪所伴随的不愉悦的身体感受。主观上，可能会认为这些感受是不好的，是自己不应该有的，是自己痛苦的根源，所以往往会非常厌恶，甚至是恐惧这些感受，希望这些感受能够彻底地消失。

第三个方面是会投入大量的时间和精力来控制、消除这些不愉悦的感受。比如，在疫情期间花比周围人多数倍的时间和精力去清洗、检查，去刷手机，这样才能让自己安心一些，让自己痛苦的感受少一些。然而，情绪和不愉悦的感受其实不可能彻底消失，只要我们感到危险，感到失落，这些感受就又会袭来。于是每当我们体会到这些感受时，就不得不花大量的时间和精力去调节、去管控、去消除。我们变得对感受越来越敏感，越来越厌恶，甚至是恐惧，这样就陷入了一个恶性循环。我们不仅仅会感到更加痛苦，生活和工作也会更加受到影响。总结来讲，就是投入、管控和消除情绪感受的时间与精力越多，情绪对我们的困扰就越严重。

3. 如何应对情绪困扰

应对情绪的困扰，有如下三个方法：第一，

可以找家人朋友讨论一下自己的看法，这样就会
了解别人对同样事情的看法，可以增加我们对事
情看法的灵活性，帮助自己更加客观地认识事
情。刚才的例子，觉得楼下的人可能携带病毒，
我们可以把这个想法跟家人、朋友交流，他们就
会提供自己的看法，比如说，"没事儿，小区还
没有感染"，或者"那个人离咱们这么远，肯定
是安全的"。这样我们就有机会对事情有新的认
识，不至于一直处在担忧和恐慌之中。

第二，我们可以试着去认可、接纳自己的感
受和生理反应的存在。这些情绪伴随着的生理反
应和感受虽然是不愉悦的，但都是正常的反应。
而且更重要的是，如果我们愿意接受和面对这些

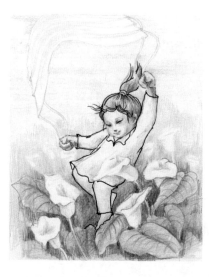

感受，就会发现实
际上这些感受会来，
也会走。顺其自然
就好，这些感受不
可能一直跟随我们。

第三，在行为
上，我们要减少用
于缓解情绪感受的
过度行为，把自己
的精力、时间投入

到当下的生活和学习上。我们可以参考一下周边的人，来判断一下自己的行为是不是过度，尤其是看看自己的行为，是不是为了缓解不愉悦、不舒服的感受，如果是这样的话，我们就要有意减少这样的行为，把自己的时间、精力投入到日常的生活和学习上来，做力所能及的事情来预防疾病、抗击疫情。

小结一下，我们要让情绪感受顺其自然，把时间精力更多地投入到当下的生活和学习，而不是投入到管控自己痛苦的感受和消除这些痛苦上。只要循序渐进地坚持这样的策略，情绪对我们的困扰就会越来越少。当然，如果我们存在严重的情绪困扰，短时间内无法按照这些策略来做，那就建议同学们去寻求专业的心理咨询和治疗。

（三）不被情绪绑架，情绪源于我们对诱发事件的评价

当遇到不合理的认识时，要与自己的朋友聊一聊，与他人一起辩驳自己的不合理信念。

美国著名心理学家阿伦·特姆金·贝克在长期研究抑郁的过程中发现，多数人的抑郁都是由当事人不合理的信念引起的。只要改变这种信念，对自己不合理的信念进行辩驳，一个人的抑

郁状态就可以得到极大的改善。于是贝克就和临床心理学专家艾利斯一起创造了认知疗法模式，即情绪 ABC 理论。

A= 诱发事件（Activating event），也被称为导火索。

B= 我们的信念（Beliefs），个体遇到诱发事件后产生的信念。

C= 结果（Consequences），特定情景下个体的情绪及行为的结果。

他们认为情绪结果（C）并非由诱发事件（A）决定，而是由对事件的看法（B）决定。举个简单的例子：

诱发事件 A	你的信念 B	结果 C
你的好朋友迎面向你走来，你跟他打招呼，但是他没看见你，径直走开了	他一定是昨天游戏打得太晚了，今天整个人有点浑浑噩噩，所以没看到我	没看见就没看见呗，平静
	是不是我做错什么了？他一定在生我的气	委屈
	他太没礼貌了，我就在他面前，他能看不见我	生气

情绪 ABC 理论是比较经典的情绪调节的方法，看起来简单，但有时候要我们学会识别出自己脑子里冒出来的自动化的想法，并且与之辩驳，却没那么容易。因为我们对一件事情的想法

有很多深层次的原因，例如，我们的原生家庭教给我们的，以及社会文化教给我们的，我们要学会找到这些影响我们想法的深层次原因，才能真正改变自己对某件事情的想法。

　　这一节我们讲了关于情绪的很多知识，情绪的含义，情绪的产生，如何管控自己的情绪。调节情绪是一个很古老的话题，不同的心理学家有不同的理解，如果大家想对情绪有更多的了解，也可以阅读情绪的相关书籍。

　　希望我们在下一次遇到负面情绪时，多给它一点时间，听听它要告诉我们什么，跟它理论理论，也许它错了。希望大家不再被情绪所驾驭，而是运用人类的智慧掌控它。

第三节　运用心理正念，调节情绪

　　面对病毒，最好的"医生"是自身的免疫力，而提高免疫力的方法之一便是运动。运动的诸多好处我们就不再多谈了，如果我们把心理学的正念方法融入运动中，就会在运动中有一番新的感受，并且能让自己沉浸和稳定在运动状态中。我们会发现，调节情绪也可以在运动中进行，也就是说，"动起来"能帮助我们"静下来"。

一、神奇的正念运动

正念运动追求的不是数量，而是运动的质量。比如，并不是我们仰卧起坐做了多少个，而是在卷腹的过程中，要把注意力集中在我们的呼吸和身体动作、肌肉感受上面，以此来帮助我们把注意力集中到当下，用心感受当下身体的感觉，而不是焦虑于未来或没发生的事情。在达到运动效果的同时，调整情绪，保持安宁。

现在，同学们应该都能体会到我们所说的正念运动，其实就是在进行身体活动时，关注身心的内部感受，不去管那些让自己分心的事物，也不去管那些头脑中时刻冒出来无法控制的想法。

"不去管它"的意思就是，它出现了或者它消失了，我们都只是留意到了，不去评价它，也

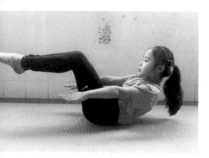

不去指责自己。它出现时，我们可以告诉它："嗨，我看到了，你在那里。"然后继续把注意力集中在我们的肌肉感受、呼吸和身体动作上，把

全部注意力集中在我们的运动中。

在运动结束后进行身体拉伸时，把注意力集中到拉伸的肌肉部位。做缓慢的呼吸，就好像气息能直接送到我们伸展的那部分肌肉一样。完全把注意力放在当下，去体验这种宁静、平和的感觉。

二、运用正念调节学业压力

曾经有一位毕业年级的学生，他当时学习压力很大，不知道怎么缓解。他很努力地调节，想通过跑步来锻炼和减压。可是每当他跑步时，经常被焦虑分散注意力，容易有"考不好怎么办""还有很多知识没有掌握""自己怎么那么浪费时间"等想法，甚至会责怪自己怎么在跑步，而不是在学习。他觉得特别无助，有快要被压垮的感觉。

但是当他练习用正念方法来跑步时，开始把注意力放在自己步伐的频率、步伐的距离、呼吸的节奏、手臂的摆动、心脏跳动的速度上。当再出现一些干扰自己的想法时，他不再批评自己怎么又开始胡思乱想了，而是对自己说："哦，这些有压力的想法又来了，我看到它们了。"然后继续把注意力放在运动的感觉上。当他多次运用这样的正念方法后，跑步更加专注，感觉酣畅淋

125

漓，心情也舒畅了很多。

随后，这位同学开始把这种正念的方法拓展到了自己的学习过程中。这对他来说是最具有挑战的，因为只要一开始学习，他就会不自觉地出现各种焦虑、压力、抵触的情绪。开始用正念的方法以后，他在学习时仍然经常会有"没考好怎么办"这样的念头冒出来，但与以往不同的是，他会跟这些念头"打个招呼"，"哦，你们又出来了，我又看到了。嗨，你们好！"然后，做一个深呼吸，把注意力放回到自己的呼吸上，感觉一下身体的肌肉，胳膊累了就甩甩胳膊，继续低下头来做题。

在我们心慌意乱、焦虑未来的时候，都可以使用正念的方法。尤其是在出现疫情的情况下，我们更需要运动来提升免疫力。所以可以把正念法和运动结合起来，在提升免疫力的同时，也调整我们的情绪，让我们能够关注现在、做好现在的每一件事情；让我们能够提升注意力，思维变得更加的灵活流

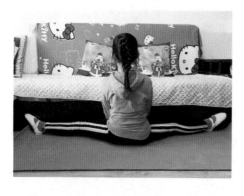

畅；让我们更理解自己，接纳自己的各种状态；让我们对未来有更多踏实的感觉。

当同学们看到这里，也许对正念方法的应用已经有了大概的了解。没错，它的核心就是要帮助同学们专注自己现在的身体状态和心理感受。

聪明的同学们，想想你还可以把正念的方法运用到哪些地方呢？请同学们运用聪明的头脑去帮助自己，把自己的注意力安定在当下，帮助自己以更稳定的心态去面对周遭各种各样的情况。

如果同学们掌握了正念的方法，无论面临什么样的情况，都能够有办法帮助自己调节情绪，与冒出来的各种各样的想法和平共处。

第四节　用乐观的解释风格看待事物

我们先用一个蟑螂的小故事让大家来理解我们今天要讲的解释风格。

一、什么是"解释风格"

蟑螂家有两个儿子，它们性格不同，老大悲观，弟弟乐观。一天，老大哭着对父亲说："生活没有什么意思，别人都说我是害虫。"这时，弟弟回来了，高兴地对父母说："别人对我真好，见到我都和我打招呼——Hi(与"害"同音)，虫!"

兄弟俩看待问题的角度不一样，解释问题的方法也不同，得到的结果自然也完全不一样。

为什么在生活中遇到绝望或痛苦的时候，有些人能很快地恢复情绪，有些人却依旧垂头丧气，久久不能脱离痛苦的心境呢？积极心理学创始人马丁·塞利格曼教授用"解释风格"来说明其中的缘由。他认为乐观不仅是一种性格，更是一种解释风格。

解释风格可以简单理解为，当面对成功或失败时，你会如何解释这件事情是为什么成功或失败：把自己的成功归于自己的能力、主观努力等内部因素，还是归于运气、外来帮助、事情的难易程度等外部原因。

解释风格可以分为两种，乐观的解释风格和悲观的解释风格。

乐观的解释风格是指个人对已经发生的好事进行解释时，认为是自己的原因，每次都会出现，换一个情境也会出现；悲观的解释风格则相反，对已经发生的好事进行解释时，归为外界的助力，不会每次都发生，只有在这种情况下才会发生。

对已经发生的坏事进行解释时，乐观的解释风格会认为是外界的原因，不是每次都会稳定出现，只在特定情况下才会发生；而悲观的解释风格会认为是自己的原因，每次都会出现，换一个情境也会发生。

二、建立乐观的解释风格

（一）摒弃绝对化的想法

"解释风格"的概念可能听起来有点绕，我们举个考试没考好的例子。

第一，悲观的解释风格会让事情看起来一直就是这么糟糕，一次考试没考好，就代表我从来没有考好过。

第二，悲观的解释风格会让事情看起来更广泛。一次考试失败，就认为自己一事无成。

第三，悲观的解释风格会让问题和个人更有关系。比如一次考试没考好就认为自己是一个什么都学不好的人。

这种解释风格会蒙蔽你的双眼，让你看不清事实的真相。所以，要通过一些质疑练习来避免悲观的解释风格。

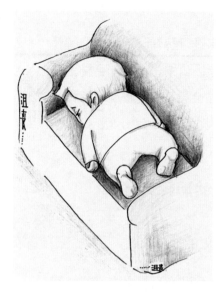

首先，事情并不会一直都这么糟糕，这只是现在的问题，不会永远存在。有时候有的同学会对自己说，为什么要这么努力地学习？反正因为成绩差也没有人会欣赏我。这个时候，你就已经把"暂时"的成绩差，标示为"永久"的成绩差了，这样我们很容易就会放弃。每个人都有自尊心，表面上看不去尝试，就不会失败，避免再次打击自信心和自尊心。但是你别忘了，事情会变，我们也会根据事情去调整自己，而不是直接告诉自己我不行。所以你要问自己，这件事情是永久的，还是暂时的？是真的总是碰到这种事情，还是你自己觉得是这样？未来也会发生这种事情吗，还仅是现在会发生？

其次，处理广泛性。想象一下，如果你看到自家后院的一棵树上的某片树叶有一点黄斑，你会不会请人把整棵树砍掉？当然不会，你只会找专家询问是什么原因，是招虫了吗？如果是，就找来杀虫的解决方案。因为你知道，虽然出问题的是这棵树，但是问题很小而且可以解决。树根、树干、树枝、树叶都是这棵树不可或缺的一部分，不能因为一片叶子就砍掉整棵树。

回到自己，当你出现问题时，你要不断问自己，你是觉得一切都完了，还是只有一些东西不对劲？问题真的已经深入骨髓刻不容缓了，还是不过如此而已？

最后，处理个人的相关性。一般事情出了问题，我们都会首先觉得是因为自己的错。比如，老师今天对你比较严厉，同学对你说了伤害你的话，是因为你不招人喜欢，他们故意用这种态度对你，还是因为他们心情不好，你正好撞枪口上了？当事情发展不顺利的时候，你可以一点一点分析，哪些是你可以控制的因素，哪些是你控制不了的，哪些是跟你有关的，哪些是跟你没关系的。

这是一个很理想的状态，很多时候，我们就是会把人和他做的事情混在一起，对人不对事。当我们意识到这个问题的时候，一定要提醒自己，这样太绝对，要把事情和做事情的人分开。

我们看到，如果用扭曲和误解的眼睛来看世

间万物，看到的一定也是负面、痛苦的故事，而你就是那个悲惨的主角，永远都会做错事，永远没办法把事情做好，而且会毁了一切！所以，当你的这些想法冒出来的时候，拿一支笔把它写下来，再用红笔把这些绝对性的词删掉，从你的词库里选一些新词，并加入事实重新解读，你就会松一口气，其实并非如此。

这些新词库就是：有时候、有些事情、现在、此时此刻、这一次、还没有、偶尔、一部分等。

（二）正确看待正面事件

如果我们有一件事情完成得特别出色，有人表扬我们说："你做得非常好。"我们一般会很谦虚地说，"没有啦，是我运气好"。

但是，面对成功，你不能总是归因于侥幸，你要在复盘的时候深入思考是哪些方法促成了事情的成功，并整理出一套方法，在未来生活中不断使用，不断调整。成功，不仅是为了表彰你的成就，更是为了让你总结过去的好经验，以便获得下一次的成功。

有时你不把成功的原因归结为自己的努力，可能是害怕这么做会让别人对你有更高的期待和标准。如果你宣称成功是意外，别人就不能用同样的标准来要求你下一次的表现。你宁愿大家因事情顺利而感到惊喜，也不想让他们因为高期待而失望，但你总是预想事情不会一直顺利，其实是因为不够自信。总是预想下一次会失败，你就无法准确看待自己的能力。

中国有句古话"枪打出头鸟"。你不敢居功自傲，还有可能是因为怕别人觉得你肤浅、浮夸。其实只要把自己的事情做好，把应有的功劳归于自己，既没有夸大成就，又没有以此讽刺别人，就是你应该培养的能力。

奥运冠军接受赛后采访时，他们太有资格夸赞自己了，但是你会发现，他们往往会提到很多细节和策略。比如说教练制订了日常训练计划，帮助他们保持状态，教会他们遇到问题应该怎么调整，如何调整心态、处理突发事件。当然，他们同时也会说到自己"很努力，很喜欢这项运动，很热爱这项事业"等等。

所以遇到成功的事情，也要问一问自己，这件事情成功了，功劳是完全在我，还是与我无关？事情变糟糕了，哪些是我的责任？哪些是别人应该负责的？哪些是不可控的因素？

小结一下，请大家今后获得成功时，一定要

毫不犹豫地表扬自己，这不丢人。遭遇失败时，当再有人跟你说，"你就是这样的一个人""你绝对没办法把这件事情做好""你永远都会把事情搞砸"时，你要知道这是他们的想法，只是这件事情让他们生气了，而不是你的错。把"绝对""一定"替换成"有时候""这一次"，不要让负面的词打击到你的自信。我们要透过这些负面词汇看到背后的心理机制，要怀揣着乐观的解释风格去看待眼前的不幸，有勇气有能力去面对问题，解决问题。

第五节　用同理心和感恩心发现小幸福

上文中曾教会大家如何改变悲观的解释风格，如何与自己的不合理信念辩驳，这是让我们自己变好的方法。但是我们想要的不仅是消除糟糕的感觉，我们更想要感受到美好。

在特殊的疫情期间，在共同抗击疫情的过程中，我们一次一次被美好情感所感动，医学专家的智慧，医护人员的勇气，人民对国家的信任、陌生人间无私的大帮助。这些积极的情感，鼓励我们不断向前，超越自我，共同创造一个新的世界，让我们的人生体验更加深刻。

　　当然，不仅在大难关头才能体会到爱，我们在普通的生活里也可以体会到爱的温暖。

　　也许你会说，我们只是学生，每天吃饭、上学、睡觉、写作业，怎么才能发现生活中的幸福？

一、带着同理心和感恩心去看世界

　　我们发现，在日常生活中能去感知仁慈与恩惠的人会比较健康、比较快乐，心灵也更容易得到满足。如果当我们充满负面情绪时，情况就会相反。

　　我们乐观时会把焦点转向外界，而在担忧时会把焦点转向自己。当被封锁在焦虑与自责里面，负面情感就会瞄准我们自己；但当我们敞开胸怀、纳入仁慈心与感恩心时，也就开拓了我们的新高度。

　　研究人员发现，过度把注意力聚焦在自己身上是引发焦虑与抑郁，并形成恶性循环的部分原因。我们越是自我批评，就感到越焦虑；觉得越焦虑，就越会批评自己。焦点越狭窄，我们容纳

135

喜悦与幸福的地带也就越窄。当占满我们心灵的全是对未来事件的不满或压力时，我们可能完全看不见周遭他人的需求。

从心理健康的角度，知道如何从封闭的自我中走出去非常重要。我们不想一直困在担忧和永无止境的自我批评里，只是不知道该怎么办。这时候同理心和感恩心可以让我们向前踏出一步。

什么是"同理心"？简单来说就是设身处地为他人着想，将心比心。"感恩心"比较容易理解，就是对别人提供的帮助表示感激。接下来，我们就从这两个方面来讲如何发现生活中的幸福。

二、同理心可以培养吗

（一）放开批评，加入理解和接纳

主观好恶是人际间建立同理心的障碍之一。比如我不喜欢这个人，就会觉得他做什么都很讨厌，更不想知道他在想什么，他有什么感受。另一个障碍是，是否意味着赞同他人的错误做法？其实同理心只是我们能理解对方因为某种理由而产生这种行为和感受，没有赞同的含义。虽然我们可能并不同意他的做法，但是要试着去接受这个世界上还有人跟我们不一样。因为当我们不能接受一个人有权利存在世界上时，自己的心中也充满了负面的感受。

　　我们很容易对身处困境的朋友抱有同理心，能理解他在困境中的难处，赞扬他的勇气，并且愿意帮助他脱离困境。因为知道我们在同一条船上，下一次落入这个境地的，可能会是我们自己。

　　但是如果这个人对我们发过脾气，令我们讨厌时，要对其抱有同理心就困难多了。跨进同理心的大门，意味着当别人与我们的行事方法不一致时，或者做了伤害你的事情时，我们要想一想，他为什么会这么做？家庭教育、生活压力、童年阴影、经济状况等等，都有可能影响他的行为。所以当尽力去了解之后，也许会对这种让我们不舒服的行为有新的理解。

　　当对一个人的处境有了新的理解，再出现忍受不了的事情，我们就可以试着把这些小事情看成是人生大格局的一部分。比如，有些人情商低，经常直说我们的缺点，也许是因为他想要说实话但是找不到好的方法；父母对我们的细节有很多的挑剔，但是碰到重要的事情，他们一定都会支持我们。

　　所以，当某人深感痛苦时，想象如果自己是

那个人，我们会想要什么？我们会希望别人怎么帮助自己？当发现别人的观点跟我们不一致时，就不再强迫别人接受自己的观点，而是停下来，多听听他的想法，发现与我们相反观点里的有趣一面。

用同理心去理解每个人的处境后，就算我们依然讨厌这些行为，也不会再在第一时间感到愤怒，而是去发现更大的世界。当然，当我们越来越能在心中看到朋友而不是敌人的时候，交感神经就越不需要随时警戒，焦虑水平也会降低。

（二）学会感激：心存感恩，表达感谢

中国有句古语说，"无事献殷勤，非奸即盗"。有时候人们总会用一些防备的心态去面对人和事。比如，接受别人的好意会不会显得我很软弱？他对我好是不是因为可以给他带来什么好处？如果我一无是处，他是不是就不会对我这么好了？我先付出善意，如果别人没有回应怎么办？热脸贴冷屁股，岂不是很丢人！

还有我们不太喜欢表达善意是因为小时候接受到过多的激发羞耻的道德教育。"我应该分享，如果我不分享，就太自私了""别人这么困难，我不帮他，我是不是太不仗义了？"这种激发内

疚的方法反而会让我们避免感激和分享的行为。

感激和分享应该是自然流露的。我不去想如果忘了感激会不会遭到责备，也不去想别人不感激我会不会尴尬，我感激只是因为感受到了他们真诚的帮助，我分享只是因为想把自己感受到的美好传递给他人。

有心理学研究发现，心存感激的人能体验到正面情绪的强度较高，比如说愉快、爱、幸福及乐观，而且感激之心也可以保护一个人免于嫉妒、愤恨、贪婪及痛苦。

研究发现，感恩的行为会激活大脑某个部分，这个部分通常是在响应食物时才会活跃，从而使人产生满足感，得到更美好的心理状态。在疫情中，我们能看到很多"白衣天使"逆行前往疫情最严重的地区。他们不仅帮助他人，更通过挽救他人的生命让自己的生命得到升华。

三、表达感激和感恩

（一）何时是最佳的感恩时刻

有时候我们的眼界太高，觉得没有什么事值得感激，冥思苦想半天还是想不出来。没关系，相信我们自己的感觉。

人生中的大乐事，比方，取得好成绩、搬进新房子，其实是少之又少。因此，若能养成心怀感激的人生习惯，珍惜每一个小小的时刻，就能经常带来幸福感。比如，刚到车站就赶上的公交车，下雨了同学和我同撑一把伞，生日时老朋友捎来的礼物。长期下来，我们就会自动地去感受生活中的小细节。

（二）哪些事值得感恩

感恩的"清单"中可以有任何事情，而且这张清单可以一直写下去。读到一本好书，看见了温暖的冬阳穿过窗子，妈妈做了一桌好菜……最光辉的日子值得我们写下感恩日记一再回忆。但是我们会发现，在很多事接连出错时，感恩能带我们跳出沮丧与失望，我们会从他人的善意中找回自己身上的力量。

（三）哪些方法来表达感恩

第一，当他人帮助、表扬我们时，真心地感谢对方，不谄媚、不讨好。

第二，以书面的形式或在心里进行每日、每周的感恩行为，比如每日在朋友圈发三条今天特别需要感谢的事情。

第三，拿一个笔记本或打开一个电子文档，记录让我们心存感激的发现。可以简单描述，也可以写成长篇，描写我们在一天内注意到的美好的、善意的事情以及我们对世界的敬畏。

第四，和家人一起定下每周或每晚的仪式，寻找有趣的、让人感动的以及美好的事物，和他们分享自己的观察。

第五，学会用自己的力量回报他人、回报社会。

要培养新的习惯需要一些时间，开始时觉得很费劲，当我们经常练习之后，就会变得更像我们的第二天性。

小结一下，本节内容教我们如何用同理心接纳世界的不同，如何用感恩之心发现世间的美好。有时候我们经常会期待生活中出现一些大事件，一下子幸福感爆棚，但其实生活中更多的是值得我们去感激的小幸福。当我们开始传播感恩时，就会发现这就像是接力赛，一个灿烂的笑容、一个温暖的问候或是一个小手势，都能启动连锁反应。而

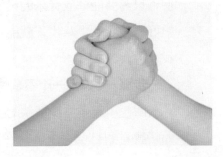

当我们能量不足时，也能感受到他人对我们的温暖，而这就是这个世界自我疗愈的方式。

第六节 自我疗愈，音乐来陪伴

同学们有没有过这样的经历，有时候头脑中突然会被一首歌曲的旋律所占据，不断在耳边环绕回响。比如，在国庆时，头脑中总是在回响："我和我的祖国，一刻也不能分割……"这种现象趣称"耳虫现象"，好像耳朵里有一只会歌唱的小虫子不断地为我们歌唱。

音乐治疗师们依据这种"耳虫现象"研究了一种独特的治疗方法，用来调节和改善那些由于某些特定的环境、场所引起的紧张、焦虑、愤怒、恐惧、悲伤等等不良情绪。这个方法简单方便，只需要能播放音乐的设备就可以，有耳机则更好。做到以下八步，就能帮助人很好地进行自我疗愈。

步骤一：确定一个不愉快的画面

回想引起不愉快情绪的一个画面或场景，比如"我看到自己一个人待在家中的孤单、无力、消沉的画面"。注意：一定是具体画面，可以是真实的记忆，也可以是想象出来的，但不是抽象的记忆。例如"我会不会也被感染了""我真孤单"之类的想法。而且一次想一个画面，如果有多个画面就留到下一次。

感受一下，当我看到具体画面时，此刻体验到了哪些不愉快的情绪，以及身体有哪些感觉。

步骤二：设立一个理想状态

问一问自己，再次面对这个画面，我希望自己的理想状态是什么样的？例如，我希望一个人在家时，心情充满活力、愉快，做自己喜欢的事情。

当然，很多同学虽然想到了理想状态，但由于此刻状态不好，所以不相信自己会有那么好的状态。那么我想提醒同学们，不要考虑这个非常理想的积极状态是否现实，只考虑这个理想状态是否是我真正想要的？比如，我需要想的是"有活力、愉快地做着自己喜欢的事情"，而不是想"根据我的能力也就早点起床现实点"。接着进行以下步骤，你会发现自我疗愈的力量之大，慢慢实现自己想要的状态。

步骤三：对状态进行评分

如果以上的理想状态满分为 7 分，我已经达到了几分呢？也就是说，如果感到孤独、无力、消沉，但我的理想状态是活力、愉快，那么打的分值是要代表此刻感受到的内心活力、愉快的程度。

如果给出的分数为 0—2 分，那恭喜一下自己有了一个好的目标。

步骤四：选一首歌曲

现在好好地回想，在熟悉的歌曲里，有没有一首歌会让我在聆听的时候，它带来的感受比较符合我想要的那种理想的感受？符合程度越高越好。

如果实在找不到，那就选一首平时喜欢的歌曲，但是不要选与自己目前不良状态相符的歌，例如现在消沉，就不要选消沉的歌。要选一首能带来积极体验的歌，平静、放松、有力、振奋的都可以。

步骤五：仔细聆听歌曲

找到这首歌曲就已经成功了一半！现在让我们静下心来仔细地聆听这首歌。请找一个安静且不会被打扰的地方，坐下来（而不是站着或躺着），深呼吸 10 次，全身放松。然后开始单曲循环播放这首歌曲。如果条件允许，尽量使用耳机。

在聆听的过程中请闭上双眼，努力让自己的注意力集中，仔细地品味这首歌曲所带来的所有细微的感觉。如果走神，也不要批评自己，回过神来让自己继续关注音乐就可以了。

注意这次聆听的感觉与我们平时聆听它的感觉有很大不同。比如可能是歌曲带来的那种美好的感觉更加强烈，又或者我们还能捕捉到过去没有的、不曾注意到的、更多的美好感觉。恭喜自己又向成功的自我疗愈向前走了一大步。

步骤六：自我疗愈开始

这是核心环节。请继续放松身体，做 10 次深呼吸，闭上眼睛，仔细地体验这首歌曲所带来的美好的感觉。稍后开始回忆或想象在第一步中，那个给自己带来困扰或不愉快感觉的画面、情景、记忆。我们会发现，自己的头脑很快就会不自觉地离开画面，开始"胡思乱想"，这在心理学中被称做"自由联想"。

此时可以把我的注意力从音乐转移，跟随着这个自由联想的内容游走，看看它究竟能想到什么？很快就会发现，尽管我们的注意力并不在音乐上，但是这首歌曲让我头脑中所浮现的自由联想逐渐地变得越来越积极了。

等到歌曲结束后，做一个深呼吸，慢慢地睁

开眼睛。然后用心体会一下，现在当我再次回忆第一步的画面时，我的感觉发生了哪些积极的变化？

再给自己打一个分数：刚才是 0—2 分，现在是多少分？感觉一下距离理想状态的 7 分还有多远。

步骤七：重复步骤六

严格地按照步骤六的做法重复多次，直到分值达到 7 分。特别要注意的是，每次开始的时候要从第一步的画面开始，当感觉第一个画面已经不令人不舒服时，可以换另一个画面。要强调的是，从第一步不愉快的画面开始，会越来越快地进入自由联想，自由联想中你想到什么都是对的，永远不会错。

即便发现头脑中出现的念头完全是无关的也是对的。例如可能突然想到，"待会儿我该上网课了，今天会讲什么呢？"这也是正常的。因为我们的潜意识最了解我们，此时此刻所想的内容是最能够自我疗愈的。大部分人重复 3—5 次就可以达到 7 分，成功地完成这个自我疗愈的过程。

此刻，我们会感叹自己多么有智慧，潜在的自我修复力量是多么强大。原来觉得那个不可能获得的理想状态居然就这么轻易地得到了。对自己说一声："我太棒了！"

步骤八：让可爱的"耳虫"伴随

以上所有步骤通常在 30 分钟左右。由于重复地聆听这个我本来就很熟悉的歌曲，头脑中就已经形成了不断萦绕循环的耳虫效应，而这个不断萦绕循环的旋律会让我们体验到那种理想状态。当我们再次面对那些令人不舒服环境的时候，会发现自己的感觉变了，甚至整个人都变了，变得乐观、积极和自信了。

在必要的时候，我们可以戴上耳机，再次静心聆听这首歌曲，让它为自己充充电。如果环境不允许听歌，我们只需要在心里默默地想一想那个可爱的耳虫唱出的旋律，就会帮自己找回所有这些美好的感觉。这在心理学上被称做"条件反射"现象。

如果我们再需要调节情绪时，已经有了成功的经验，请再次使用这个方法。自我疗愈，用音乐来陪伴，我们有足够的智慧和力量来帮助自己！

第三章　自我成长

第一节　为什么需要一个好目标

不能出门的假期，只能待在卧室、客厅、厨房，连下楼扔垃圾都觉得是件幸福的事。以前我的梦想就是 Wi-Fi、床、外卖快递，衣来伸手、饭来张口，现在这个"梦想"提前实现了，可是没多久便感觉胸有点闷闷的，心情有点烦躁，好像不是我想要的终极生活。

本节我们就来聊聊在空虚无聊的时候，做点什么能提升幸福感。

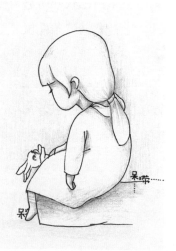

一、幸福从何而来

现在请你回答几个问题：你认为最幸福的事情是什么？什么样的情景能让你感觉到幸福？做什么样的事情能让你觉得幸福？大多数人会说，有基本的物质基础，有个人成就、家庭温馨、人际和谐、身体健康、自由……为什么是这些因素会让人幸福？

美国心理学家爱德华·德西与理查德·瑞安提出了一个理论——"自我决定论"。他们提出人们的行为大多是为了实现三种基本的心理需求，幸福感也就与此需求密切相关。

这三种基本的心理需求是什么呢？分别是自主感、胜任感和归属感。

自主感就是我做的事情完全出自自己的选择；胜任感就是相信自己能做好这件事情；归属感就是感觉到自己与别人有关联，是一种在意别人，也同时希望被别人在意的感觉。

管理学认为人生有两种不同的策略：单一策略与万花筒策略。传统观念追求单一目标，比如追求成就，挣很多的钱。与单一策略相对的是人生万花筒策略，即人生中的每一件大事，都尽量获得快乐、成就、意义、传承四个方面的幸福感。

快乐，对生活感到满足和愉快；成就，你取得的成绩超过其他人；意义，感觉自己对所关心的人产生了积极的影响；传承，建立了自己的价值观，并帮助他人在未来也获得成功。

那么你怎么才能幸福呢？当你能自主选择自己想要做的事情，同时做得很好，有父母、朋友、师长的关心和在意，自己做的事情能给他人带来帮助等。

且慢，又会有同学说了，老师，我现在躺在床上玩游戏就已经很幸福了，为什么还要给自己树立目标找事情做？我的目标就是做一条"咸鱼"，每天吃吃喝喝睡睡，不行吗？

扶额思考中，我现在来讲讲什么样的目标是

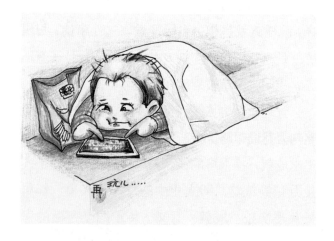

再玩儿……

一个"好"的目标。

二、什么是"好"的目标？

一个"好"的目标，是一个有张力的目标。什么叫"有张力"？可以用河流做一个比喻。一条河要流动起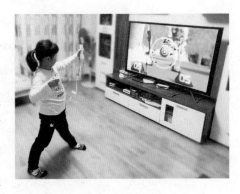来，需要三个条件：第一，河流落差产生的动力；第二，控制河流走向的河道；第三，不断补充的源头活水。没有落差，河水就会停止流动；没有河道，河水就会失去方向；没有源头活水，河水很快就会枯竭。

人的成长也是这个道理，落差产生的张力就是目标，河道就是行动的方法，源头活水就是与自己的实际生活相结合。

上心理课的时候也会让大家写目标，很多同学制定的目标都是很具体的，比如语文上 80 分，数学上 90 分，都在非常实际地在解决问题。但是，当你真的上了 80 分、90 分，然后呢？

不是说这些目标不好，只不过这些目标都是

在解决问题，但是如果问题解决了，目标的张力就没有了。这就是很多"学霸"一路埋头奋斗，高考成功升入理想大学后，突然觉得人生没有意义了。最后很多人因为空虚、无意义感而抑郁。

一个有张力的目标，蕴含着热爱，预示着要创造一番事业。比如使命感。相信疫情之后，很多同学会说我想成为像钟南山院士那样的人，当他人身处困境的时候，我能提供帮助。这样，你现在的学习就是在积蓄能量，你学物理、化学、生物的时候，想到的都是以后你身披白大褂治病救人的样子，想想都热血沸腾。

当然，想创造一番事业也要认清现实，而不是用现实做借口来逃避努力。

咨询的时候经常会听到同学说，我其实很想做一件事情，但是现在的条件不允许只能放弃了。这背后的思考逻辑是什么？我想做这件事情，但是现实有太多的限制，所以只能回来做这个我不喜欢的。换一个思路，我一直想做这件事情，这是我的梦想，但是我现在是个中学生，得先储备能力，等能力够了，我再去完成这个梦想。

看到其中思路的不同了吗？一个是从现实来思考问题，环境能提供什么，自己的目标是不是能实现，再从能实现的目标里选一个适合自己的。而另一个是从目标来思考现实，先想我要什么，再想现实是怎样的，环境能提供什么，再去想办法弥补目标和现实之间的差距。

小结一下，越是漫长的假期，越需要一个好的目标。一个好的目标可以把你从无聊空虚的无意义感中拉出来，让你不断尝试去接近它，并且在现实操作中不断反思和改进。

第二节　拒绝拖延，提升执行力

今天给大家介绍一种特别的能增加行动力的思维方式——WOOP 思维。

什么是 WOOP 思维？顾名思义，WOOP 思维里的每一个英文字母都代表一个环节。别急，我们分成两个部分来讲解。

一、心理对照法：先想好处，再想障碍

不知道同学们有没有这样的经验，当你为自己的碌碌无为感到内疚的时候，自然就会下决心

或者做计划。下了决心之后，我们会感觉好多了，感觉一好，行动的动力反而减少了。"买书如山倒，读书如抽丝"，说的就是这个道理。

这是因为大脑分不清什么是计划和决心，什么是真正的行动。有时候就因为我们下了决心，做了计划，大脑就会误以为我们已经做过了，行动的张力就消减了。

有人说，我们需要乐观，才会为行动提供希望。但是当我们感觉到可能实现不了这个乐观的愿望后，就会想方设法地不去做，以此来保护我们虚构的乐观幻想。

正因为乐观的愿望既能带来希望，也能带来问题，心理学上就有一种把乐观与悲观结合起来的方法，叫"心理对照法"。为了防止过于乐观的幻想降低目标的张力，我们就需要在想象乐观前景的同时想象一下实现愿望的障碍在哪里。在我们想象愿望达成的时刻，泼一盆冷水，让我们面对现实。

其实这个方法经常用。举个例子，我们经常在学期计划里写：希望期末数学考试能上 90 分，这样我就能进年级前一百名，但是我好多知识点还不扎实，得从这些方面入手。这用的就是心理对照法，先想这个计划我要是实现了会是什么样子，然后想想有哪些不足会阻碍计划的实施。

需要说明的是，心理对照的顺序很重要。我们需要先想做成以后的好处，再想可能遇到的障碍。如果把上面的例子反过来说，激励的感觉就差很多。例如，我现在的数学在这些方面不够扎实，如果我数学能上 90 分，这样我就能进年级前一百名了。

发现区别了吗？如果先说障碍，就会把注意都放在障碍上，这时候目标的张力还没有建立起来，我们就会觉得困难重重肯定做不到，就会在心里有所抵触，谁会愿意去做一件很有可能失败的事情呢？

二、执行意图：治疗拖延症的有效工具

另一位非常有名的思维专家发明了一种思维工具，对治疗拖延症特别有效，叫"执行意图"。通俗地说，就是让我们在设想未来要做什么的时候，用一个条件语句——"如果……就……"

为什么我们的大部分计划都没有效果？因为大部分计划只是一个笼统的概念。例如，我要减肥，大脑并不知道什么时候，什么地方，要做什么。要想做一件事情，我们要布置一个有很多行

为线索提示的环境。一进入这个环境，就知道要做这件事情。但是很多要做的事情在未来，我们并没有进入到熟悉的环境中，这个时候就需要预设一个行动的线索。

大脑能够读懂未来行动的线索。一旦我们在大脑中植入了"如果……就……"的语句，当"如果"这个条件出现时，大脑就会自动反应出应该做的事情。

同学们可以试着把"如果"设置成非常简单明了又醒目的时间和地点信息。例如，把"我要减肥"具体成"如果我9点写完作业，我就下楼跑5圈"。学校做安全教育的时候都会告诉你遇到突发事件应该怎么做，这其实就是一种执行意图。例如，如果骑车的时候遇到突然冲出来的行人，我们应该怎么做。下次真的遇到这种情况，我们就会下意识地去做这个动作。

一般来说，预设的行为线索越具体，到这个时间和地点后，行为线索就越能触发行动。一旦真的做了这样一个计划，我们执行的概率要远远比普通的计划大得多。

三、WOOP 思维

提出"心理对照法"和"执行意图"这两个

思维方式的学者正好是一对夫妻，于是他们决定把这两种思维工具结合起来，变成一种。这就是WOOP思维。

Wish（**愿望**）　可以先想想我想要完成的愿望。

Outcome（**结果**）　最好的结果是什么，愿望和结果这两项是增加目标的张力。

Obstacle（**障碍**）　设想可能遇到的障碍。

Plan（**计划**）　用"如果（时间／地点／遇到什么事情），我就怎样"的语句书写。

我们可以借助"WOOP思维"这个思维工具更好地理解张力的本质。我有一个希望实现的事情，正在通过努力一点一点接近它。我们常说，人要仰望星空，才会觉得生活有奔头，也要脚踏实地，才不至于让自己迷失在幻想中。WOOP思维就是一个既能让我们仰望星空，又能让我们脚踏实地的工具。

有同学要说了，这都是灌鸡汤，如果思维方式有用，就不会有那么多拖延症了。那可以想想，"如果我学会了这种思维方式，我会得到什么?"也许我会变得更高效，不再拖延。然后再想"练习这种思维方式最大的障碍是什么?"也许是我合上了书，就不想再打开来看这个方法了。那就可以提醒自己，"我一会儿吃完饭，坐回书桌前，拿出一张纸，把这章重新打开，按照这四个步骤来想想我没有达成的愿望应该怎么做"。如果你这么做了，那恭喜你，你已经在练习 WOOP 思维了！

说一万遍，不如切实体验一遍。从现在开始，遇到新方法就尝试一下，让高效的成就感，不停朝着我们的目标前进吧！

第三节　如何管理自己的时间

很多时候如果学习成绩不好，家长总是认为我们不努力，但其实真的已经很努力了，一坐就坐一天。可是为什么努力了，学习效果却不怎么样？如果你问"学霸"学习好的秘诀是什么？他们会说，你得认真啊。

你一定知道，单纯的时间堆砌并不能换来提升，真正有用的，是有效的努力，并从中不断总结经验、提升能力。

我们需要让时间有效起来，就需要管理自己的时间。那如何管理自己的时间呢？

一、了解自己对时间的利用能力

在平时的学习中注意和记录一些自己利用时间的习惯和能力。

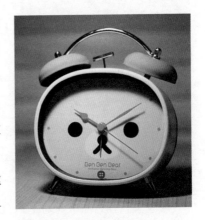

在一天的时间里，我能持续专注的时间大概有多少？

什么时候学习效率最高？什么时间段适合处理简单的事情，什么时间段适合处理难度比较大的任务？它们大概要花多少时间？

如果对自己利用时间的能力不了解，就会很容易高估自己的能力，常常完不成计划。

怎么留意呢？最简单的方法就是记录自己的有效利用时间。举个例子，你可以记录一下假期期间实际花费的学习时间。

任　务	花费时间
语文学习	2 小时
数学学习	2 小时
英语学习	1 小时
体育锻炼	0.5 小时
有效利用时间	5.5 小时

在了解自己利用时间的习惯后，就可以做计划了。

二、用四象限法列出任务清单

把你明天想要做的事情列个清单。不用太花哨，一般就是提前一天记录在记事本上，第二天一起来不会想不到今天要做什么就行了。当然了，因为计划经常可能被打乱，所以要预留一些时间来调整和过渡。

对时间的规划不只列清单这么简单。对于不同时间长度的未来任务，你规划的当然也不一样。你可能对一个小时内的事情，有一个很明确的计划；对于明天的事情，大概知道有什么重要的事情要做；对于一周后的事情，可能就只有一个模糊的概念了。

对于比较长远的事情，你只有一个模糊的概念，不用太担心，这很正常。你需要做的就是列出应该做的事情和准备怎么处理这些事情。我们最常用的方法，就是四象限工作法了。

这个方法是时间管理的经典方法。它的核心就是让我们把所要完成的任务从紧急和重要两个维度进行划分。因为是两个维度，所以将任务分为四个大类：紧急且重要、紧急不重要、重要不紧急、不紧急不重要的事情。

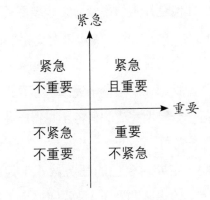

这需要你对"重要"有一个认识，这个"重要"是对你未来发展很重要，这些事情能让你不断向前推进，更接近自己的理想和目标。比如对于中学生来说，明天要交的作业，就是重要紧急的事情。

那我们要按照什么顺序来完成这四个象限的任务呢？

首先当然是重要且紧急的事情，下一个应该是什么呢？应该是重要不紧急的事情，因为只有做好这一项，才不会把所有的事情都变成又重要又紧急。第三个是紧急不重要的事情，最后才是不紧急不重要的事情。紧急不重要的事情是不是可以让别人帮你做呢？不紧急不重要的事情，是不是就可以不做了？毕竟时间这么宝贵。

我们要在重要的任务和紧急的任务之间做一个平衡。即使这件事情不紧急，也要尽可能地利用整块的时间一次做完。如果有 3 个小时的时间，就用 3 个小时完成这个任务，如果有一个星期的时间，就用一个星期来完成。而且很有可能的是，花一个星期完成的任务不见得比花 3 个小时完成的任务好。

我们一定要对自己的任务做一个规划，不要做一个"救火队员"，而是要做一个主动推进的人。

三、用番茄工作法执行任务

如果想做什么已经计划好了，那应该怎么开始做呢？这里给大家说一个番茄时间工作法。

"番茄工作法"由弗朗西斯科·西里洛于 1992 年创立。他在大学生活的头几年，曾一度苦于学习效率低下，于是他和自己打赌，"我能学习一会儿吗？真正学上 10 分钟？"后来他找到了一枚厨房定时器帮他计时，形状像"番茄"。于是"番茄工作法"应运而生。番茄工作法很简单：

第一，选择想要完成的工作。

第二，将番茄的钟倒计时设置为 25 分钟。

对自己暗暗下一个决心，"我要花费整整 25 分钟专注于完成这个任务，我绝对不会中断。"你可以做到的，因为毕竟这只是 25 分钟而已。

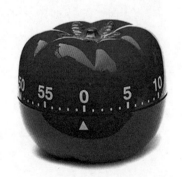

第三，认真完成工作直到番茄钟计时结束。

你将自己沉浸在这 25 分钟的任务里。如果你突然意识到自己有别的事情想做，把这件事情记录在纸上。

第四，当一项番茄任务完成时，在纸上打一个勾。

恭喜你！你已经完成了一整个番茄。

第五，休息片刻，喝一杯水、走一走或者做点事情放松一下。劳逸结合才能让工作效率提高。

第六，每四个番茄钟，休息更长的时间。

一旦完成了四个连续的番茄钟，可以进行一次较长时间的休息。人的大脑会利用这段时间进行修整，并在下一个番茄钟开始前通过休息重回最佳状态。

为了更好地实践番茄工作法，可以制订一个

计划。我计划用多少个番茄时间完成这项任务，但实际上使用了多少个番茄时间，想想为什么会有误差，多思考自己调整学习计划的原因。慢慢地，我们就会更了解自己的学习效率和进度。

今日待办表格

日期：　　　　　　可用番茄数：

序号	待办事项 （按优先级排序）	计划用 番茄时间	计划外 紧急事件
例：	完成数学作业	3个	好朋友约我出去逛街

当你在一个番茄时间中时，要尽可能地避免中断。如果自己突然想起来还有另一件事情要做，这时应当将想法记到待办事项上，等到下一个番茄时间再去完成，而不是立刻去做。如果有人来要求你去做另一件事情，这时应该尽量协商另外一个时间，如果这件事确实必须立即去做，那就只好将这个番茄时间作废。番茄时间被打断或者放弃时，都需要记录下来，以便今后调整学习计划。

四、总结自己利用时间的能力

这个过程跟第一个步骤是一样的，不过既然用番茄工作法做计划，那就也用番茄工作法来做小结。我们可以列这样一个表格：

日期：

序号	时间	所办事项	预估用番茄时间	实际用番茄时间	误差	情况说明

我们可以从以下问题开始小结一天的任务完成情况。

第一，回顾目标和结果的对比：你计划的事情都在规定时间内完成了吗？

第二，你计划的番茄时间合适吗？例如你发现自己在番茄时间内经常被打断，那么可能需要适当缩短自己的番茄时间，比如 15 分钟。反之，如果番茄时间进行得很有效率，那么可以适当延长一个番茄的时间。

165

　　第三，如果都在自己计划的时间内完成了，那么恭喜你，请继续保持；如果没有，哪些任务是你之前觉得太难了，哪些是你轻敌了，根据自己的实际表现，第二天在做计划的时候，就可以适当调整了。

　　小结一下，本章一共讲了三个时间管理的方法：时间记录法、四象限法和番茄工作法。完成任务前，我们用四象限法对今天要完成的任务做一个计划；任务开始后，用番茄工作法让自己尽可能地在一个番茄时间内专注；任务完成后，用时间记录法对自己番茄时间的利用情况做一个小结和提升。这三个方法基本上已经够用了，希望同学们能真正用起来，成为自己时间的主人！

第三部分

家长课堂

第一章 契机与引导

第一节 如何识别孩子的心理健康状况

　　未成年人作为特殊群体，是危机事件中最易产生心理应激反应的人群。各年龄段的未成年人，经历危机时都会产生不安、烦闷、压抑、焦虑、恐慌、悲伤、愤怒等负面情绪。

　　应激反应取决于人的年龄、性格、以往经验、所处氛围和应对压力的惯用方式。一些孩子的应激反应会明显和快速，他们的心理健康状态会得到成年人的重视，获得积极的帮助；但另一些孩子可能在危机事件中显得冷漠、毫不在乎，又或者显得轻松、开朗，这会使成年人容易忽视他们的心理状态。未成年人的应激反应的影响很可能会在很长时间之后，以心理问题的形式表现出来。

因此，家长应及时采取措施，在特殊时期保障孩子的身心健康发展。这其中重要的一步就是，识别孩子在疫情期间的心理健康状况。

一、应激状态下的心理和行为反应

在应激状态下容易产生的情况有：

第一，认知上会变得"傻"或"笨"。在危机中，恐慌、焦虑、抑郁、愤怒等情绪出现时，会伴随"认知狭窄"现象。比如，对于新闻中的负面信息过于敏感，只看到问题和危险，而忽略了积极的进展和信息。在学习中，做题速度变慢，思维出现卡顿、不集中和注意力下降等等。

第二，情绪上会变得"疯狂"或"冷漠"。比如，会容易发火，遇到小挫折会情绪失控，哭泣、叹气，甚至出现性格变化。

这些都是情绪"蓄水池盛得太满"，无法自我处理，不受控制地"溢出来"。

第三，行为上会出现反常和不受控制。比如，经常有不友好的语言，不愿与人交往或者聊天，食欲不振、容易哭泣、坐立不安、过度敏感等。

二、中小学生的应激状态

（一）应激状态的表现

中小学生的应激状态大致包括：

认知：注意力涣散、记忆力下降，敏感度提高。

情绪：焦虑、恐慌、过度紧张、害怕。

行为：易冲动、烦躁、压抑，沉迷于一些刺激、打斗类游戏，安全感降低。

躯体：肌肉紧张或无力，食欲下降或增加，入睡困难。

（二）应激状态的程度

家长除了要关注孩子应激反应的状态，还要关注应激反应的程度。根据不同程度，来判断其心理健康状态。

轻度应激反应不会影响正常生活，能够在情绪过后比较快速地调整自己。有的学生甚至还会在轻度应激状态下激活大脑皮层，变得更加积极主动、注意力集中、思维活跃、效率提高。

中度应激反应则会引起身体和心理上的不良反应，如前文提到的情绪、认知、行为等方面的反应。这些反应会短时间内持续，一般症状会随着时间减弱或消失。

重度应激反应通常会影响孩子的正常生活和学习，且持续时间较长，可能持续数天至数周。

一般来说，轻度和中度应激反应属于人的正常反应，是我们在面对危机时普遍存在的现象，是不正常状态下的正常反应。

"情绪有应激，行为能控制"。这是判断心理调节能力正常与否的基本原则。孩子一旦反应过度、持续时间过长，家长就需要高度关注，必要时应寻求专业的心理援助。

（三）寻求专业帮助

目前有很多心理机构提供了免费的危机心理热线服务。

如果孩子有以下症状，建议家长寻求专业心理帮助。

特别畏惧。比以前更加害怕黑暗、害怕想象的怪物、害怕正常的声响，不敢独处。

睡眠失调。入睡困难、容易惊醒、反复做噩梦。

退行性行为。行为退化、特别黏人，甚至小便失禁。

行为失控。频繁哭闹、易怒，攻击行为大量增加，注意力涣散。

其他影响正常生活的反常行为。例如：

●一天内洗手次数频繁，但还是觉得双手不够干净

●想开窗通风，但又害怕病毒随风而入

●想到最近发生的种种事情，感觉怒气难消

●时时刻刻在注意自己的行为是否会有被感染的风险

●身体稍有不适就怀疑自己是否感染病毒

●如果身边人对疫情表现得大意或不在乎，会忍不住去严厉批评或指责他们，无法停止

●每次看到疫情加重，就会想到那些导致当下情境的人，并为此感到极度愤怒

●没有食欲，体重明显减轻

●看到身边有人不按要求做好防护，会觉得这些人不负责任，且应该受到惩罚

●觉得自己不能保护家人，很没用

●觉得闷闷不乐，情绪低沉

●见到不戴口罩的人，就有深深的恐惧之感

●会比平时吃更多的营养品、保健品，甚至是药物

●关于疫情可怕的想象总是止不住地在脑海

里出现（比如自己感染、疫情进一步扩散）

●反复在家里进行消毒，把会触碰的东西都用酒精擦拭好几遍

●对什么都没有兴趣

●不停地关注相关资讯，并对信息缺失表现出坐立难安

第二节　如何对孩子进行生命教育

危机中人们正常的生活节奏被打乱。面对灾难，人更容易认识生命的可贵。

在不可预见的未来，孩子们一定还会不断地经历各种考验。如何让孩子具备敬畏自然、敬畏生命，明辨信息、分析信息，从容应对灾难的能力，这将是他们成长过程中的重要一课。

一、了解疫情的相关信息

例如，2020 年肆虐全球的新型冠状病毒，造成了巨大的损失，令世界各国经历了一场突如其来的危机。

家长可以从科学的角度，给孩子讲讲这场疫

情是什么；被界定为"国际关注的突发公共卫生事件"意味着什么；对普通人的生活有什么影响；疫情中国际对中国的评价如何；等等。

二、如何做好防护，提高免疫力

让孩子了解防疫措施，这是必不可少的。家长要让孩子认识到，人的生命是最宝贵的，但生命又是很脆弱的。不是所有疾病都是可以医治的，免疫力对于人体健康至关重要，而良好的习惯，如讲卫生、勤洗手，饮食均衡，按时作息等等，可以提高人的免疫力。

同时，您也要引导孩子养成健康、文明的生活方式，提高生命质量。疫情的出现让我们意识到自身免疫力的重要性，日常的生活中，我们不会刻意地去注意这些。如能以此为契机，让孩子养成良好的生活、饮食和运动习惯，对于孩子一生的成长都极为有益。

三、引导孩子认识生命、敬畏自然

疫情中，每天新闻通报，看到的死亡数字都是冰冷的，但是每个数字后面都是一个人一个家庭。如何看待生命的宝贵，如何看待死亡是一个很严肃的问题。

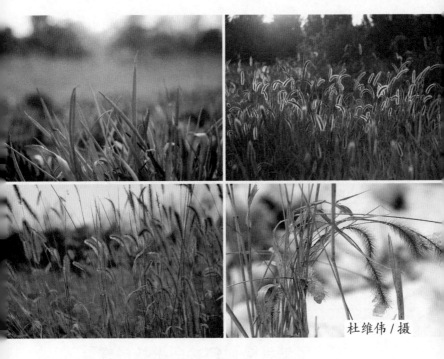

杜维伟 / 摄

　　我们可能平时不会涉及这样沉重的话题。但这一刻，如何在日常生活中找到生命的意义，如何面对生命的溘然长逝，如何才能发挥人的价值，如何才能算过好每一天。这些问题可能成为孩子需要面对的问题。

　　希望家长们以此为契机，与孩子们进行一场严肃而深刻的对话。

四、尽好自己的责任和义务

　　认识生命的可贵，就需要每个人尽好自己的

175

责任和义务。家长可以从作为有着各自工作岗位的角度，从中学生的角度，从普通公民的角度，与孩子聊一聊这个话题。

例如，2020 年的这一次疫情我们可以看到，全国人民无论从事什么职业，都在力所能及地、积极地投入到"战疫"过程中，大家都在做好本职工作，尽自己作为公民的一份义务。医务人员坚守一线，基建工人在极短的时间建成方舱医院，老师们组织线上教学，等等。用这些事例告诉孩子，作为一名普通的中小学生，认真在家隔离，出门戴口罩，保护好自己就是尽自己的义务。

五、了解社会如何共同抵抗疫情

对小学高年级和初高中的学生，家长可以提出一些小课题，让孩子主动通过网络查找文献进行探究学习。例如，如果你是一个地区的行政首长该如何决策防疫等，分析讨论其中涉及的各种政府机制、社会体制等主题，帮助孩子观察社会，培养信息真伪的辨别意识及能力，开拓思维。

现在网络信息相当发达，让孩子学会在大量的网络信息中去伪求真，既可以锻炼孩子的研究能力，也会对孩子的视野、思维、学习能力产生积极影响。

六、从科学角度和孩子一起探讨

如果您有生物、化学的背景，还可以把这次疫情作为一个研究的小课题，和孩子一起研究病毒是什么，病毒是如何变异的，病毒是如何传播的，研读人类如何与病毒做斗争和解决病毒瘟疫的历史，以及为什么研制新药和疫苗如此困难。

七、引导孩子认识使命感和责任感

从前问孩子为什么读书，很多人说为了高收入。疫情中很多孩子也许会说，希望成为像钟南山院士那样的人，成为医生、护士、记者、社会工作者，因为能帮助更多的人，能保护最爱的人。学习的目的就是有能力去做有意义的事情，国家需要我们的时候，行有智慧，心有温度。社会未来的建设者要有使命感，有责任感。面对突如其来的疫情，如何选择人生的方向，这是教育孩子的一个新的契机。和平年代，孩子们无忧无虑，但在大灾大难面前多思考，可以让他们学到更多、成长更多。

例如，一个14岁的女孩给奋战在抗疫一线

的医生父亲的家书中写道："吾坚信没有一个冬天不可逾越，病毒肆虐的当下，亦如是。"

第三节　提升孩子的思辨能力

自媒体时代，人人都是记者。疫情期间，网络上信息泛滥，泥沙俱下。

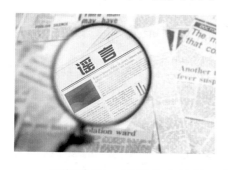

在这种情况下，成年人都会被冲昏头脑，无法辨别信息的真实性，更何况是孩子。孩子们的知识系统还不够完善，辨识能力较差。家长需要和孩子一起来学习辨别真伪，在纷繁的信息中去更加清晰地思考，去看待真实与虚假、真相与谎言。

可以用以下简单易懂的三个心理学效应来帮助孩子突破思维的桎梏，明辨信息。

一、后视效应

可以引导孩子去观察，当人们都注重防护戴

好口罩的时候，也会有这样的个别人，聚集在一起不戴口罩，吃吃喝喝或者打牌聊天。并以"没关系啊，这疫情总是会过去的，我们这儿特别安全"作为借口。这种决策效应会影响到人的思维判断，叫做"后视效应"，是指人们在看到结果时，容易表现出一切都在预料之中的样子。后视效应会让人们忽视真实的客观存在。虽然疫情终将过去，但是我们也不能因此而忽视在这个结果出现之前的过程。

二、前视效应

疫情期间，个别需要被隔离的人要送去医院救治，但却不愿意去医院、宁愿待在家里，甚至当社区工作人员上门来时会出现过激行为。面对这类客观信息，孩子的认知可能会出现偏差：认为社区工作人员行为不妥等等。此时家长需要引导孩子去正确认识个人与集体的关系。

这个行为在心理学上叫做"前视效应"，即人们在做出决策时，容易低估未来的发展，认为当前必好于以后。人们出于对未来的恐惧，拒绝改变，以为保持现状才是最安全的。所以对于我们来说，改变真的不是一件容易的事情，离开一个习惯的"舒适圈"需要勇气，更需要理性的判断。

三、证实性偏见

通常疫情初期，人们缺乏对现实的了解，会相信一些不科学的说法。即使这些说法很荒谬，这就涉及一种思维偏见，叫"证实性偏见"。就是当人们在主观上、心里特别支持某种观点的时候，往往就会倾向于寻找那些能够支持自己观点的信息，而对于那些可能推翻自己观点的信息，则容易忽视。也就是人们都倾向于看对自己有利的一面。

这就是为什么在事后觉得很可笑的假消息，在当时却能引起极大关注，并让人们相信并为之激动。

如何克服这一偏见呢？家长可以引导孩子带着分析和好奇，去发现这种奇特的现象，认识到思维奇特性，即思维能让人给原本不确定的东西赋予确定性，然后多方面寻找客观数据和事实，从反方向思考，不断证伪。

了解这些心理效应以后，家长要培养孩子明辨信息的能力，从多种信息中去寻找答案。让孩子意识到在客观社会中，客观统计数据的可靠性。可以带着孩子学会看懂数据曲线图，培养孩子对数据的敏感性。在这个过程中，也要引导孩子扩充对学习的理解，即学习是帮助一个人为那些不具备确定答案的问题寻找答案，而且帮孩子意识到犯错也是人之常情。

第四节　帮助孩子停课不停学

"停课不停学"期间，家长需要明确以下三条基本战略原则。

一、管理焦虑

不焦虑，说说很容易，可是做到却很难。有三句话，您可以在平时默念，不断提醒自己从这三句话的角度去思考就会缓解焦虑。

第一句话是，教育主管部门会反复考量疫情的状况，对学校教育做出权衡。这句话能有效平衡家长焦虑的心态。

在疫情面前，每个学生面临的处境都是一样的，那么希望您默念第二句话：非常时期的隐形竞争不是看孩子能多刷几道题，而是哪个家庭更善于帮助孩子创造出静下心来有条不紊地安排计划和学得进去的家庭氛围。这句话的效用是从家庭自身出发反思自己该做什么才能真正帮到孩子。

当然，有时候您还是会忍不住把焦虑情绪反映出来，那么给您第三句话：您一定要知道，家长如果表现出一分的焦虑状，那么就会带给孩子十分的焦虑感，尤其是身处毕业班的学生。毕业班的学生，自带几种焦虑成分，有来自同伴的竞争关系、来自教师的反馈评价、来自自身的性格特点，还有最具杀伤力的一次次分数所释放的无声压力，所有这些焦虑都会让每个毕业班的学生无处可逃。尽管有时候您的孩子看起来很不在乎，但越不在乎越说明他们的内心很焦虑，如果此时离自己最近的家人继续发出焦虑信号，那么带给他们的压力就会成倍增加。

二、信任老师

越是非常时期，越要充分信任学校安排和任课教师的专业性，千万不要听到其他家长找了什么机构或者选了什么题库，就盲目跟进。对于疫情来袭打乱学习节奏的突发状况，作为家长保持清醒和冷静的最有效方式就是更加密切地与学校和任课老师建立联系，相信学校提供的解决方案。

一般来说，大部分学校会给学生提供学习资源和学习指导，也会提供线上答疑等。

疫情期间学习的基本形式有两种，一是学生自主学习，教师会根据所任教班级学生的具体情况和复习进度规划，安排学习任务，同步推送相关课程资源。作为家长，一定要记住，首选学校和任课老师提供的资源进行学习，因为这些资源的针对性是最强的。二是"停课不停学"，各级教育部门会提前安排好线上课

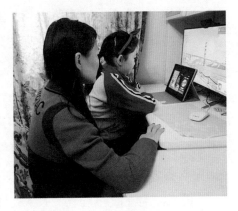

程，推送课程表，提前推送相关资料，让学生提前预习。家长可以做的是督促和帮助孩子线上学习，并帮助孩子及时反馈学习问题。家长切记不要贪多求全，以至于在各种学习资源中迷失，选择合适的并进行系统化的练习是关键，切勿"东一榔头西一棒子"。

三、家长最应该做的三件事

"停课不停学"，乍一看这似乎是非常时期的一种应急之举，但其实这句话的背后是促进学习责任转移，将坏事变好事的积极策略。以前我们都会把上课的首要责任归结为老师，但学习的首要责任恰恰应该是学生。所以，用好这一段"停课不停学"的非常时期，实际上意味着家庭和学校协同起来，帮助孩子实现"为自己的学习而负责"，这不仅对现在，更对孩子的长远有好处。当您知道了这个更深层的教育价值，就可以尝试做以下三件家长最应该做的事。

第一件事，帮助孩子拥有持续的学习动力。您要读懂孩子的普遍心理状态，尤其是毕业班的学生，他们的内在动力其实是比较充足的，几乎没有一个孩子愿意让自己功亏一篑。知道了这个道理，家长需要在这段时间里成为孩子的"动力守护者"。有如下行为供您参考：

第一，不要去挑剔，而是要欣赏。即便是成绩再差的孩子，您也要记住，挑剔、埋怨、攀比都于事无补，只会让孩子心态更糟；相反，欣赏和发现孩子的优点或进步才有可能让孩子有一个好的学习状态。

第二，列一张优势和劣势分析清单。和孩子一起协商列出每一门学科的优势清单和劣势清单，针对每一条优势，继续列出至少三条保持策略；而针对劣势问题，按照"易改进、可努力尝试、难提高"三档进行难度分析。

第三，帮助孩子做好目标规划。不要替代孩子做规划，而是要充分相信孩子有自主能力。作为家长可以把握好几条评估原则：一是看孩子是否以周为单位进行规划安排；二是询问周规划是否参考了学校老师的每月重点和复习进度；三是对照一下孩子的规划是否覆盖了之前共同协商的优劣势清单；四是看是否劳逸结合。

第四，关注学习过程，而不只是学习结果。与学校相比，孩子在家学习的总体状态相对是放松的，所以即便做好规划，也需要家长进行"温馨提示"，千万不要等到一天结束或者一周结束后，简单粗暴地问一句"计划都完成了吗？"而是要在每一天的学习过程中给予信心、适时激励和及时监督提醒。如果您做不到这些，也至少不要制造干扰，比如时不时地送零食，自己打游戏、看电视，而是应该营造安静、专注的家庭环境。

第二件事，建立家校互动沟通的积极机制。

孩子到了中学，学业难度是有相当一部分难以驾驭的，加上个别孩子比较内向，不太愿意跟家长交流学习过程中出现的问题，所以在"停课不停学"期间，您需要有意识地构建起与学校老师的互动机制，当好师生之间的桥梁，这一条非常重要。如下正确行为供您参考：

第一，与班主任和学科教师构建关键关系。如果您的孩子自主能力不够强，那么您可以建议孩子将自己的学习规划发给班主任，听听他的建议；如果您的孩子有明显的薄弱学科，那么需要您主动与任课教师沟通，咨询一下哪些是孩子需要重点突破的环节，并建议孩子将这些薄弱点融入每周规划之中。

第二，帮助孩子建立问题集。家长要非常重视师生答疑环节，既不要让孩子有问题就问老师，也要防止孩子不敢问问题导致积重难返。一般情况下，老师每天都会有固定的答疑时间，家长要提醒孩子如果有问题要大胆地问；如果错过了答疑时间，可以让孩子记录在问题集里，这样既给了孩子自主解决问题的时间，也帮助孩子积累起学习过程中的重要问题数据。

第三，了解学校对家庭的需求。家校互动不是单向的，如果家长能清楚地知道学校最需要家庭做什么的话，就能达到协同的效果。经常留意班级群中老师的要求即可，有问题及时与老师沟通。

第三件事，保持和谐的家庭关系。由于延长了假期，很多家庭第一次出现了父母都有较长一段时间待在家里的状况，此时最容易发生的就是平时忙于工作的爸爸或妈妈一下子关心起孩子来了，双管齐下的"关心"常常会让家长进入互相埋怨、理念分歧、双倍焦虑的误区。如下正确行为供您参考：

第一，珍惜一段陪伴的时光。把眼光拉得更长远一些，孩子终将逐渐离开父母，您和孩子朝夕相处的时光只能会越来越少，所以珍惜当下难得的陪伴时光，给孩子紧张的学习生活带去最温暖的亲情力量，这比什么都重要。

第二，开辟家庭聊天时段。不要把孩子所有的时间都用去学习，可以每天在晚饭后设一个轻松的聊天时段，说说父母自己的成长过程或学生时代，讲讲在职场中

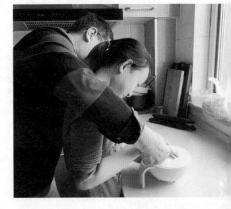

的遭遇和感受到的变化，但应把更多的时间留给孩子，让他说说年轻人的想法，听听孩子描述心中的未来、他们的理想，父母需要了解年轻人的价值观，更需要向他们学习。如果每天有这样一个时段，那么您就会发现，孩子再进入学习时段的效率会更高，要知道安全倾诉的机会对一个孩子来说太难得了。

第三，合理地做一点角色分工。比如爸爸关注学习的话，妈妈就更关心一点生活健康；爸爸关注目标规划的话，妈妈就更关心细节落实；妈妈比较多地与老师交流沟通的话，爸爸就多给妈妈做点内部参谋，共同为孩子创造有分工、有节奏、有信任度的家庭关系。

第四，不要热衷于群讨论。关注自己孩子每一天的进步与成长，不要跟别人家的孩子攀比，这一点是需要家长管住自己的，给自己也做一个规划，每天上几次社交平台、哪几个时段上，重点关注哪几个与学校老师有关的群等，尽量将信息干扰降到最低，使自己保持稳定的情绪。

愿在这个非常时期，每一位学生和家长都能收获非常宝贵的学习经历，加油！

第二章　和谐与共处

第一节　做孩子的"家庭心理咨询师"

当孩子因为疫情出现过度的心理应激反应时，如果方法适当您可以帮助孩子缓解情绪压力、增强控制感、恢复心理能量。

您可以询问孩子"看到你好像有一些不开心，能跟我说说吗？让我与你一起分担"。

当家庭中开始有这样的对话时，您会发现，孩子表达的内容大都是在描述困难、不开心、无奈或抱怨，或者有关对未来的担忧和焦虑。当然，偶尔也会说一些以前让自己有成就感或者兴奋、激动的事情，或者对未来的畅想。

注意：在孩子诉说的开始，无论您对孩

子所谈事情持什么样的态度，都不要下意识的、迅速的进行评价，或者给出建议。这样极易导致谈话终止，孩子不愿再开口。

您可以认真地倾听，不打断，并且给予眼神的关注和关切，用言语简单的"嗯，然后呢""是啊，我理解"等，引导孩子继续说下去。尽量多让孩子表达，您可以在心中搜集孩子所表达的信息。然后进行以下两个步骤的梳理和分析，在头脑中形成以下这幅"四象限模型图"。

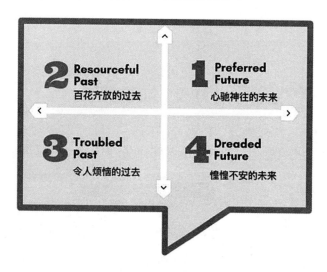

"四象限模型"是心理咨询中常用的方法，家长可以结合实际，高效帮助孩子调整情绪。这个方法的特点是：关注孩子内在的

优势、已经拥有的资源和能力，更关注未来发展。

步骤一：从时间顺序，梳理孩子的谈话思路，形成"时间轴"。

孩子所谈到的事件，从时间上可以分为三类：已经发生的、正在发展的、未来可能出现的。此时您可以把孩子谈的事情在头脑中形成"时间轴"。

"今年暑假我一定要去旅游，好好玩一通"，这就是孩子所谈的"未来"的事情。

"上学期期末考试我就没考好"，这就是一件"过去"的事情。

比如，"我现在什么都学不进去，这一个星期都没状态"，这是一件包含了"过去"和"现在"的事情。

在您对内容进行时间分类后，可以给孩子一个"时间顺序"的反馈，帮助孩子梳理思路。比如，"哦，我了解到你的苦恼了。上次期末考试没考好，这是过去发生的；这一周都没学好，这是现在的状态；你想暑假出去旅游，这是对未来的期待"。

步骤二：从正向和负向，感受孩子的谈话情绪，形成"四象限模型图"。

如果孩子谈到的是"我很聪明""我很安全""我善于交朋友"等等，这属于"正向、积极"的事情，是希望在生活中继续保持或扩展的，您可以把这类正向事件放入"时间轴"的上方。

如果孩子谈论的是"我怀疑自己感染了""你们都不关心我""我很无聊""太不自由了"等等，这属于"负面、消极"的事情，是不希望在生活中再出现的，您可以把这类事情在头脑中放入"时间轴"的下方。

在您对孩子的所谈内容进行性质分类以后，您可以给孩子一个反馈，帮助他梳理情绪。比如，"是的，我感受到了，这件事情让你很烦闷，失去了信心，你再也不希望这样的事情发生了"。或者"是啊，我也感受到你特别开心，觉得那一刻被大家认可了！"

根据以上两个步骤，通过仔细倾听和大致分析，可以把孩子所谈内容放入四象限模型中。第一象限是心驰神往的未来，第二象限是百花齐放的过去，第三象限是令人烦恼的过去，第四象限是惶惶不安的未来。

一般孩子的诉说会更多地停留在第三象限上，即他们会更多诉说那些让自己烦恼的过去。

您此时要多陪伴、多倾听，与孩子一起感受他的焦虑、不安、担忧、自责等情绪。您可以给予一些理解和话语，比如"是啊，我理解，你确实你很不容易""哎，我听了也觉得你现在很压抑，暑假很想去放松""是啊，期末没考好我看到你很伤心"。

对孩子来说，您的安定陪伴、温和理解的话语，就是最大的帮助，能够带给孩子内心的稳定，让孩子的情绪流动起来，而不是积压在内心。

孩子在郁闷、孤单或焦虑时，如果能接收到"我被听到了，听懂了，爸爸妈妈真的知道我现在的处境"这样的信息，那么在这个过程中，孩子的情绪就会随着言语的述说得以流动和梳理，孩子在家长的陪伴、情绪的理解下，也会慢慢恢复平静。

在孩子情绪平复以后，您需要做的就是和孩子一起来探讨如何帮助孩子，更多寻找孩子身上的资源、找到孩子自身的力量。有关"四象限

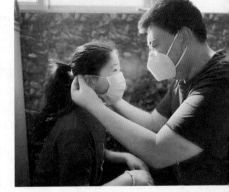

模型"的进一步使用，帮助孩子挖掘内心的力量，在下一节将详细介绍。

第二节　挖掘孩子的内心力量

当孩子在被理解、被支持的环境中倾诉以后，情绪开始变得平稳，他会愿意开始真正意义上寻求家长的帮助。

一、讨论未来

发掘内在力量的第一步：讨论未来。您此时可以询问孩子，"你希望我能帮你做点什么呢?"孩子可能会说"我希望你暑假带我去旅游"，或者"我也不知道，但我希望自己能专心学习"，或者"让我情绪好一点吧!"当孩子在家长的询问引导下思考和回答时，其实就已经开启了讨论未来，这是发掘内在力量的第一步。

家长切忌着急给建议，比如"你希望专心学习，那你可以列个计划啊，同时把手机放远一点……"孩子很可能因为觉得自己做不到而出现退缩、回避，或者因家长"聪明的建议"而反感、挫败、自责、无力。

二、回看过去

发掘内在力量的第二步：引导孩子往回看。引导孩子往回看，去看看之前的经历，唤起孩子曾经拥有过、体验过的成功经验和资源。

第一，孩子谈到"心驰神往的未来"时，可以引导孩子谈谈"百花齐放的过去"。

您可以问问孩子过去获得哪些成功或有哪些令自己满意的地方，有哪些优势或经验。您也可以适时进行鼓励，目的是为了让孩子找回"我是有能力的"的感觉。这样，他才有可能愿意主动去思考自己想要什么目标，或者有动力思考如何实现自己的目标。

比如：孩子的目标是特别想帮助自己控制情绪，能专注于自己的学习。那么您可以引导着问孩子："你回想一下，之前你有把自己的情绪控制得比较好的时候吗？那是什么样的情况？说说看。"

此时，家长内心要抱有一个信念，即每个人都是自己问题解决的专家，每个人都拥有资源和能力去实现自己想要的未来。而且，人们都特别愿意去做那些自己已经做过的、熟悉的、成功的事情。一连串小小的进步，就会累积成一大步。

当您在孩子谈论"令人烦恼的过去"时陪伴他，围绕他"心驰神往的未来"，在"百花齐放的过去"里帮助孩子找寻他拥有的优势和资源，就可以增强孩子行动的力量和实现目标的决心。

第二，孩子谈到"惶惶不安的未来"时，可以引导他从"百花齐放的过去"和"令人烦恼的过去"中寻找能量。

1. 客观分析

孩子的焦虑，其实有很大一部分来自对未来还没发生的事情的担忧害怕。比如担心考试考不好、开学以后被同学落下一大截，担忧自己被病毒感染，等等。这些担忧害怕会越想越可怕，焦虑恐惧程度会被自己无限放大。

您可以和孩子进行一些客观的分析。因为客观信息、认知层面的改变，会带来孩子情绪和行为的变化。

比如，家长可以请孩子分析一下他认为的目前的学习漏洞，也可以帮孩子推测一下其实每个同学可能在家学习的效率都差不多，还可以与孩子一起搜索和探讨疫情的相关知识。

当孩子对问题有了一些新的认识或者新的想法，情绪就能得到一定的缓解。

2. 讨论"百花齐放的过去"

孩子的担忧被倾听和理解后，他会出于对家长的信任和依赖，内心想得到家长的肯定和力量。然后您可以与孩子讨论"百花齐放的过去"。

您可以引导孩子去思考他在过往面对类似情绪或困难时，是如何成功应对的，有哪些有效经验和方法，可以在这次使用。

比如，您可以鼓励地问孩子"以前你有遇到过类似的困难吗，当时你是怎么应对的呢？你看看这些方法里面，有哪些在现在还可以用？"同时，您也可以协助孩子一起来挖掘过去经历中的经验和能力，比如，"我其实觉得你在上学期成绩不太好的情况下，在不断调整自己。我看到你有尝试调整作息时间，你还积极询问同学的学习方法。看得出来你很会自己调节和寻求帮助"。再比如，"你在过去有没有和现在一样焦虑的时候？那时你怎么战胜让你焦虑的事情？或者，如果你觉得自己没有战胜它，那你是怎么扛过来的？"

3. 讨论"令人烦恼的过去"

引导孩子回想，他曾经经历的那些焦虑或困难，是不是也对他有过一些好处？从心理学的角度来看，通常当一个行为持续出现的时候，这个行为是有一些积极功能的。

比如，可以问孩子："刚刚听你说之前期末考试时你也很焦虑，但最终成绩还是稳中有进步的，你会想到什么，焦虑情绪是不是对你也有一些帮助？"

比如，可以对孩子说："我知道你对学习非常担忧，确实学习上你遇到了困难。但正是你的担忧，也一直让你没有放弃、一直在自己督促自己努力。"

再比如，"你很担忧自己被病毒感染，但你的防护做得很好，还经常在群里提醒同学，在家里提醒我们。让我感觉到，是不是你的担忧能提醒你更好地保护自己？"

通过这种方式，帮助孩子拓宽认知，他会突然发现，负面情绪也是他的一个"朋友"，是他拥有的一个重要情感，比如焦虑感能迫使自己做更多的准备工作，更加的小心谨慎，从而保证自己达到一个更高的目标。

一旦孩子觉察到焦虑既带来了不安，又带来了好的东西，他的焦虑感就会下降，自我内心的力量感就会上升。

小结一下。在使用四象限模型与孩子沟通、

调节情绪、挖掘力量时，孩子容易被第三象限的困难所卡住、被第四象限的恐惧所击退，所以您首先要做的是认真倾听和理解孩子，体会孩子的情绪。在孩子感受到被理解、被听到以后，他才能慢慢跟随家长的引导去探索自己到底希望怎么样。然后您可以着重帮助孩子从第二象限中，挖掘出他的经验、能力和优势，使孩子有力量、有信心，与您一起讨论如何走向自己想要的未来。

第三节　家长如何高质量陪伴

疫情期间家长居家远程工作，孩子居家学习，此时很多家长会有共同的困惑：孩子需要陪伴，但自己又有繁重的工作压力，该如何给孩子一个有限时间的高质量陪伴呢？

一、清楚高质量陪伴的目标

可能您要想清楚一点，在居家办公、学习的这段时间，您对孩子高质量的陪伴，是想要培养孩子一些什么样的能力或者品质呢？

有的家长想传递给孩子爱和美的教育，有的

想教给孩子控制情绪的能力，有的想让孩子学会独立思考，还有的希望孩子培养出自己的意志力。

当您想清楚这些问题后，可能就会对高质量陪伴有了目标和方向，由此想到一些适合自己的方法。

二、多和孩子拥抱

父母和子女感情上的交流，或者人与人之间建立起亲密的感觉，都是由肌肤接触开始的。肌肤接触是我们通向更加亲密的一道捷径。

当孩子需要陪伴的时候，可以先给他一个拥抱，然后告诉他，"我现在有一些重要的工作需要完成，能不能我在你的旁边，你一边玩儿我一边工作呢？"然后再给孩子一个有力量的拥抱。孩子不会因为您的拒绝而感到受伤，不会因为您选择工作而感觉被忽视，从您的拥抱中他能体会到爱的传递。

所以在拥抱的时候，请您真正用心去拥抱孩子，用心去体会这个拥抱给您和孩子带来的感觉。

三、安排规律性的时间陪孩子

为了给孩子一种安心的感觉，您需要有一些规律性的时间来陪伴孩子，这就要求我们在居家办公时能够合理地安排出自己的休息时间，与孩子共同度过，他会明白，"虽然这一刻你不能陪我，但是我知道在另外的一个时刻，你是可以跟我在一起做一些事情的"。有了这样的一份确信和安全感，孩子才会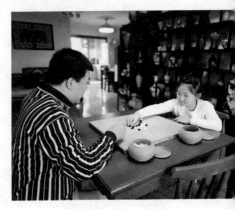在你温暖的拥抱松开之后，去安心做他自己的事情，耐心地等待疫情消失的一天。

四、花点时间在孩子的"安全领域"内工作

孩子的"安全领域"会是他限定的一个有限空间。当您能够抱着笔记本电脑在这个空间里工作的时候，虽然并没有陪孩子做具体的事情、玩具体的东西，但是因为您在孩子心里的那个范围内，所以对他来说，"你虽然在工作，我也理解

你在工作，只要你在我的范围内，我就感觉到你是在陪伴我"。

五、陪伴的方式是多种的

也许您在很多育儿书和文章中看到，陪伴需要有亲子互动、亲子阅读、亲子游戏，又或者是要帮孩子解决某些具体的问题、解答孩子的疑问，但是其实陪伴的方式是有很多种的，而最重要的并不是陪伴的方式。高质量的陪伴其实更多是指感情的交流，所以虽然您在家办公，手头还在忙着工作任务，但是孩子过来时，您给他的拥抱、给他的微笑，您关切的眼神，这些对于孩子来说都是同样地得到了关注和爱。而您的关注和爱，在孩子的内心会形成一个"内心父母"，有这个"内心父母"的陪伴，孩子自然就会觉得愉快轻松。

六、提供居家学习和生活的指导

对于年龄稍大或者已经进入初中的孩子来说，可能他们的陪伴需求不那么明显，也不那么高，此时陪伴的意义更像是两个平等的人在家中共同地学习或者工作，所以高质量的陪伴可以是为孩子提供一些居家生活的指导。

居家生活的指导可以包括对孩子提出家务的分担。家务其实是孩子学习能力的一种增值和升华。您可以与孩子一起商量，进行家务包干到人的分担，孩子需要有家务责任的意识。这其实也是对孩子品格的磨炼，能让孩子感觉到自己对家庭的贡献，以及自己属于家庭的归属感。家务的分配需要根据孩子的能力、年龄来量力而行，对于以前没有做过家务或者年龄较小的孩子来说，可以一步一步地来，从简单的整理床褥到扫地洗碗；又或者根据孩子对家务的兴趣点，比如有的孩子可能会对做饭感兴趣，这些都是可以由孩子来尝试并学习的。

七、高稳定度的心态下的陪伴

无论是哪种方式的高质量陪伴，都有一个共同的前提，那就是您有一个高稳定的心态。也许您的压力很大，也许您被工作牵扯很多精力、积攒很多情绪。当孩子要求您的陪伴时，或者没有像您期待的那样，则可能触发您那些压抑的情绪，还可能引发您对自己无能的自责、对孩子不满的抱怨。于是您变得不那么稳定，无法做出以上所说的高质量陪伴。而且当家长情绪不稳定时，敏感的孩子是能够觉察到的，所以他的情绪也会开始波动。孩子可能会生气、叫喊、哭泣，或者回避、争执、不知所措。然后您可能开始变得懊恼、后悔、愤怒等，无力感更加强烈。

高质量的陪伴需要的首先不是技巧，而是如何照顾好自己，如何关爱自己。有关自我关爱的内容在本书其他内容中已经提到，可以参考。

当家长能够关爱自己、有一个高稳定心态时，给孩子提供的这个家庭就会像一个"容器"，涵容着孩子的一切。孩子在这样的一个"容器"中，自由自在地成长，自由自在地表达自己的需要，而家长提供的就是一个稳定的爱。

希望每位家长都能发挥自己的智慧，找到更多高质量陪伴的方式方法，让自己和孩子在这一段宝贵的居家学习和工作中，有所成长，留下美好回忆。

第四节　亲子间非暴力沟通

疫情防控的特殊时期，一家人难得有时间能在一起多待一会儿。平时上班的上班、上学的上学，眼不见心不烦，现在低头不见抬头见，动不动就容易起冲突。"我明明只是关心他啊，怎么把我当仇人看?"这可能是一部分家长的心声。

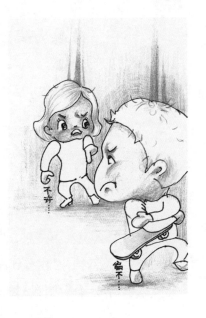

沟通是建立良好亲子关系的重要因素，疫情下犹是。一些家长可能会说"沟通有什么难的，我们每天都在沟通啊"。但这个沟通是否有效果呢?

沟通，是一门艺术，需要讲究方式方法，要有互动。那您要如何与孩子进行良好的沟通呢?——"非暴力沟通"。

听到"非暴力沟通"这个概念，您是怎么想的呢?是不是没有打骂孩子就算非暴力沟通了呢?

非暴力沟通一定是不提倡身体暴力的，它可以指导人们转变谈话和聆听的方式。不再条件反射式的反应，而是去明了自己的观察、感受和愿望，有意识地使用语言。既诚实、清晰地表达自己，又尊重与倾听他人的谈话。

一、非暴力沟通模式的四个要素

（一）观察

留意发生的事情，我们看到什么，不管喜欢与否，不说绝对化的结论，只是清楚地描述出自己观察到的结果。切记，区分事实和评价。比如，您看到孩子在写作业的时候总是拿起手机，您会怎么说？第一种，"写作业的时候不要不专心"。第二种，"我看到你总是拿起手机，是有什么事情或者遇到什么困难了吗？"显然第一种方式是评价，第二种方式才是清晰准确地将观察到的结果描述出来。如果孩子真的遇到了困难，这样的询问可能会让他向您敞开心扉，寻求帮助；而第一种方式则可能让孩子更加逆反。

（二）感受

区分感受和想法。当您说"我觉得……"时，您表达的是想法。感受就是表达情绪状态的词，比如沮丧、郁闷、失落、烦躁。举个例子，当孩子和您说话的时候声音大了一点，您试着把"你这是什么态度？"换成"你刚才和我说话的态度让我很生气"。如果您说了后半句"因为我觉得

你不尊重我"，这就是想法了。而且对方会说，
"我没有不尊重您，我只是说话大声了一点"。看
到没，事实只是他说话的声音大了一点。

（三）需要

情绪心理学有一个流派认为，之所以会有
情绪，并不是因为这个事件本身，而是源于对这
件事情的看法。这个看法往往体现了我们内在的
需求。

比如，您像往常一样告诉孩子你应该这么做
时，他不仅没同意，还说了一个自己的想法，而
且想要按自己的想法做。您的第一反应是什么？
如果您足够开明自信，就会觉得这是孩子有主见
的表现，很平和也不会生气，您还会问问他打算
怎么做，需不需要帮助。如果您觉得孩子这么做
是挑战权威，一定要把这个不好的苗头打压下
去，很有可能就会勃然大怒，与孩子争个面红耳
赤，并且要求对方一定要按照您的想法做。

所以，如果与孩子在沟通中发生冲突时，想一
想，行为背后的需要是什么，想获得尊重，想获得
自由，想获得安全感，想获得信任？如果能够看到
行为背后的需要，也许就会选择一个能满足这种需
要的行为，而不是在第一时间就攻击对方。

（四）请求

第一，请求要避免使用抽象的语言，而应借助具体的描述。比如，孩子在家的时间变长了，您想让孩子做一些力所能及的家务，这时不要和孩子说"每天帮我做点家务好吗？"而是换成"你可以帮我扫扫地吗？"或者"你愿意帮我把床整理好吗？"

第二，要学会区分命令和请求。请求没有得到满足时，提出请求的人如果批评或指责，那就是命令；如果想利用对方的内疚来达到目的，也是命令。人们通常利用别人的内疚，把自己不愉快的感受归咎于对方。

例如，您也许会和孩子说："你成绩不好让爸爸妈妈伤透了心！"言下之意是，您快乐或不快乐是孩子的行为造成的。看到父母的痛苦，孩子可能会感到内疚，并因此调整行为来迎合父母。遗憾的是，这种调整只是为了避免内疚，而非出自对学习的热爱。

一旦孩子认为不答应父母的请求就会受到责罚，他们就会把请求看做是命令。如果家长能够清楚地表达出无意强人所难之意，孩子一般会相信，父母提出的是请求而非命令。非暴力沟通的目的不是为了改变他人来迎合我们。相反，非暴力沟通重视每个人的需要，它的目的是帮助我们在诚实和倾听的基础上与人联系。

第三，在发出请求时，将自己想要的回应讲得越清楚，就越有可能得到理想的回应。比如，不说"你能不能勤快一点！"，而是说"吃完饭之后你能不能帮我洗一下碗"。

二、用全身心倾听

非暴力沟通的另一方面就是倾听。

（一）倾听促进自我疗愈

一个人如果有机会倾诉，会是怎样的感觉呢？人本主义心理学家卡尔·罗杰斯（Carl Rogers）这样写道："如果有人倾听你，不对你评头论足，也不想改变你，这多美好啊……每当我得到人们的倾听和理解，我就可以用新的眼光看世界，并继续前进……这真神奇啊！一旦有人倾听，看起来无法解决的问题就有了解决办法，千头万绪的思路也会变得清晰起来。"

当他人遭遇不幸时，我们常常急于提建议，给安慰，或表达自己的态度和感受。为了倾听他人，我们需要先放下已有的想法和判断，全心全意地体会对方。倾听的这种品质体现了它与"听"之间的区别。倾听不需要分析，分析和评价妨碍了倾听。

（二）倾听要学会示弱

非暴力沟通鼓励人们表达自己最深的感受和需要，因此，有时会发现运用非暴力沟通是具有挑战性的。因为很多人认为表达感受是脆弱的表现，而家长怎么能向孩子示弱呢？然而，通过倾听，你会意识到深层需要中共通的地方，比如都想获得尊重，都想获得信任。越是把自己的感受和深层需要与他人沟通，与他人之间的关系就会越来越坦诚，越来越真实。最不愿意示弱的时候往往是因为担心失去控制而想显得强硬的时候。

（三）父母可以让谈话生动一点

如果谈话很无趣，家长既听不到孩子的感受和需要，也不知道他的期待是什么。怎么才能使谈话生动呢？很简单，多表达感受。当然，还有可能孩子在谈话的时候一直沉默，那就不要一直强硬地让孩子说话，而是要试着体会他在用沉默表达什么，他的感受和需要是什么。

（四）倾听要保持关注

与孩子的沟通，您要对孩子时刻保持关注，及时、适当地给予反馈，体会孩子的感受和需要。交流的过程中，还要保持持续的关注，为对方的充分表达创造条件。同时，给予反馈让对方了解我们在多大程度上理解他。

三、非暴力沟通如何表达愤怒

（一）我们为什么会生气

生气时你会怎么做？打人、骂人。非暴力沟通认为打人、骂人无法真正传达心声。如果真的很生气，就需要找到强有力的方式充分表达自己。非暴力沟通并不主张忽视或压抑愤怒，它认为，通过深入的了解愤怒，可以充分表达内心的渴望。

到底是什么让人们生气呢？听到不中听的话时，通常有四种选择：1.责备自己；2.指责他人；3.体会自己的感受和需要；4.体会他人的感受和需要。选择第二种反应时，我们认为别人应当认错或受罚——这就是生气的原因。当选择第三种反应时，我们专注于自己的感受和需要。我们用心体会着自己，而不再分析别人犯了什么错。越是用心体会自己的感受和需要，也就越能留意到自己的心理活动。

愤怒的核心是尚未满足的需要。如果能够借助它来提醒自己——有需要没有得到满足，而我们的思维方式正使它难以得到满足，那愤怒就是有价值的。然而，做到这一点并不容易。因为愤怒驱使我们去惩罚他人，而不是去满足需要。为此，与其沉浸于愤怒中，不如倾听自己和他人的需要。这也许需要一个过程，但通过不断的实践，我们将会有意识地用"我生气是因为我需要……"来取代"我生气是因为他们……"

（二）非暴力沟通如何表达愤怒

现在让我们看看非暴力沟通表达愤怒的具体步骤。举之前的例子，孩子对您的建议不同意，想按照自己的想法去做。

家长应该怎么做？首先，停下来，除了呼吸，什么都别做。要避免采取行动去指责或惩罚对方。只是静静地体会自己。接着，想一想是什么想法使我们生气了。是觉得孩子顶撞自己太不应该？这时，我们体会着愤怒，并留意脑海中盘旋的想法："他没把我放在眼里！他这是不孝顺！"像这样的想法是尚未满足需要的表达。接下来，应去了解自己想要满足的需要。如果"他没把我放在眼里"让我很生气，那么，我的需要也许是尊重。那如何才能获得尊重？倾听他的想法，给予肯定，并且提供帮助。这样赢得的尊重才是真正的尊重。

四、如何用非暴力沟通表达感激

用非暴力沟通的方式表达感激时，是为了感谢他人的行为提升了我们的生活品质，而不是想得到任何回报。非暴力沟通表达感激的方式包含三个部分：第一，对方做了什么事情使我们的生活得到了改善；第二，有哪些需要得到了满足；第三，心情怎么样。

还是之前孩子有自己想法的例子，在与孩子充分沟通之后，可以这样表达自己的感激："谢谢你愿意跟我说自己的想法，你有自己的想法我感到很欣慰也很自豪，你长大了，有什么需要帮助的尽管告诉我，我会全力支持你。"

当然，如果别人以这样的方式表达对我们的感激时，我们也可以欣然接受，既不自大，也不假谦虚。

小结一下，本节讲了非暴力沟通的四个要

素，以及如何用非暴力沟通的方法表达愤怒和感激。当然，需要有足够的耐心来学习和运用非暴力沟通。在与人交往的过程中，第一反应常常是习惯性的反应，因此，运用非暴力沟通有时是很别扭的事。然而，如果想要改变亲子沟通的现状，我们就要给自己充分的时间去练习。

第三章 关爱与提升

第一节 从自我关爱到关爱孩子

2020 年以一个不平凡的公共危机事件开始，您将如何关怀好自己、关怀好孩子呢？积极心理学家说，要对自己抱有关怀之心，然后可以对他人有关怀之举；要对当下的体验保持觉察，然后可以体察到孩子的真实感受。什么是自我关怀？如何做到自我关怀呢？

心理学家内夫认为自我关怀是和自己的痛苦共处，并带着善意和温柔来回应当下的自己。也许您觉得好像很难做到以上描述的那样，其实自我关怀是一种可以主动学习到的技能，练习得越多，掌握的就会越熟练，越能高效地善待自己。

您可以带着孩子一起开启练习，给自己和孩

子一个满满的关怀吧!

一、拥抱练习

这是一个简单的方法,随时随地都可以完成。在您学会以后,也来教给孩子,一起做吧!

当您在低落或者糟糕的情绪状态下时,当您想要平复和安慰自己时,您都可以用"拥抱"来关怀自己。这个拥抱可以形容为"蝴蝶抱"。

第一步,双手交叉放在胸前,中指的指尖放在对侧锁骨下方,指向锁骨的方向。可以闭上眼睛,或者半合上眼。

第二步,将手臂想象成蝴蝶的翅膀,像蝴蝶扇动翅膀一样,缓慢地、有节奏地交替摆动手臂,先左手,后右手。

第三步,缓慢地深呼吸,留意思绪和感受。留意看看在这一刻,自己在想什么?脑海中出现了什么样的情景?听到了什么声音?闻到了什么气味?

第四步,观察此刻的想法、感受,不要去评判和分析它们。把这些想法、感受当作是天上飘过的云朵。一会儿来了一朵云,一会儿它又走了。只需要静静地看着,目送着它来和走,不去评价它的善恶与美丑。

重复做 6—8 次的"蝴蝶扇翅"。当身心平静下来以后，可以慢慢放下手臂，睁开眼睛。去看看周围的环境，体验那一刻美好的感觉。

尝试着给自己这样一个"蝴蝶抱"，也示范给孩子，传递平静和关切。如果您感到有其他人在，有点拘束，也可以简化地微微弯曲臂膀，轻轻地手握自己。如果实在无法做出身体的活动，还可以在头脑中想象以上四个步骤，在头脑中用心拥抱自己。

当您熟练了这个方法，可以在任何需要的时候，做到安慰自己、平复自己。

二、身体扫描练习

在心理学正念练习中，有一项普遍使用的方法，叫"身体扫描"，它能帮您更好地关怀自己。身体扫描是指把注意力从头到脚地、系统地带过全身，把"向内观察"的注意力带入整个身体、所有的生理感觉中。同时，一旦在身体扫描时感受到身体某处有不舒服的感觉时，可以试着积极地缓和这种紧张感，心疼自己、理解自己。通过这种方式来观察身体、了解身体、安抚身体，将身体从压力、紧张中逐渐放出来。

可以在自我关怀时，对不舒服的部位说：

"哦，我的手臂，我知道你这里有点紧张和酸痛，谢谢你，这是你为我做了很多劳动所承受的。没关系的，放松就好，一切都会好起来的。"

可以从头到躯干、到四肢、到脚趾一步步进行关怀，也可以按另外的一种顺序。照顾到身体的每个部位就好，无论是什么顺序，适合自己就好。

整个过程没有时间的催促或限制，完全由您自己决定。身体扫描时，无论站立还是躺下，哪种姿势都可以。在身体扫描的过程中，记得把爱、感恩和关心带给身体的那些部位。练习结束后，会感觉身体非常放松并充满活力。

尝试了这样的整个过程后，可以加入自身体验，用话语引导孩子完成身体扫描。相信您一定会为孩子带来放松和愉悦的感受！

三、写下正向激励的话语

可以把鼓励孩子的话写张便条放在孩子的桌上，也可以邀请孩子写鼓励他自己的话。比如，"开始新的美好一天""开开心心每一刻""加油，你可以的！"等等。

可以多写一些纸条，也可以亲子讨论一起来写、一起装饰这些纸条。然后把这些纸条放在孩子随时能看到的地方。

如果实在想不出来特别喜欢的话语，还可以去阅读和摘抄伟人、科学家、哲学家的名言。您可以和孩子先一起讨论名言的意思，然后一起感受名人名言所带来的力量，再把它们摘抄在纸条上。

每当看到这些纸条，您有所感触时，还可以与家人一起分享自己的感受。

四、和孩子一起设计"心灵时空"

选择一个相对独立的空间，半小时或者一小时的时间，然后让孩子自己或者选择一位他希望陪伴的家人，一起进入这个独立空间。在这个时间段里，您可以放弃自己的想法和期待，以孩子的活动为主，让孩子充分享受这个完全属于他的时间。他可以看书，可以听音乐，可以做手工，也可以就是安静地躺着，发发呆，又或者说一些悄悄话。总之，为孩子提供一个完全精神放松的时间和空间，尝试一下，看看感觉如何。

五、教给孩子像朋友一样对待自己

疫情中任何人的生活都是不平静的，而这个时候又恰恰是需要平静、冷静和平衡的时候。可以教给孩子，在压力大的时候，邀请一位特别的"朋友"。

第一步，想象你的好友在你跟前，当他告诉你他很自责（或焦虑或伤心）时，你会说一些什么话来安慰他、支持他。

第二步，把上一个步骤的这些话说给自己听。

有时候我们对他人很宽厚，却对自己很严苛。那么就邀请这位特殊的"朋友"来安慰你吧，他是最了解你的人。

以上五个方法都很简单方便吧，完全不用借助任何外在条件就可以完成。带着孩子一起来体验这些美好的自我关爱吧！一起来抵抗生活中类似疫情的各种挑战！

第二节　孩子的休闲教育

"方舱医院"正式启用后，一张读书小哥的照片迅速走红网络：这位年轻人正专心致志地看书，仿佛身边的纷繁嘈杂都与他无关。有人说，看到他，心里就多了片刻的安宁。也有人说，"能在这样的环境中专心看书，积极配合医生治疗，这位年轻人的修养和心态值得很多人学习"。

原来，这位看书的小哥今年 39 岁，是一位留美博士后。这次回武汉探望父母，却不幸家人都被感染。面对隔离治疗，他没有过度恐慌。在这样的环境下，他依然保持着对知识的渴望，从容淡定地捧着手中的书籍。

从他身上，我们看到了教育的意义，尤其是看到了休闲教育的重要性。

一、什么是"休闲"

什么是"休闲"？"休闲"是指每个人在工作、学习和自理生活以后，可以由自由支配的一种状态。青少年的休闲任务有四个方面：松弛身心，满足个人爱好、发展特长，开阔眼界、增长知识和才干，加强社会交往。

家长们一般都会利用业余时间给孩子们报一些课外兴趣班。兴趣班可以参加一些，但是不要太多。很多家长都本着不要让孩子输在起跑线上的想法，给孩子的课余时间安排得满满当当，初衷是好的，但是这并不利于青少年的身心健康发展。家庭是青少年进行休闲的第一场所，家长则是孩子们休闲教育的第一责任人。但是，这并不代表家长可以随意控制和支配孩子的休闲时间，而是要做到尊重和引导。

会不会休闲关系极大。休闲并不仅仅是休息，对青少年而言更是一种发展机会，是一个与学校发展不同的发展空间。休闲的时间可以给孩子带来很多东西。独立生活的能力、交往能力，对事物的兴趣、爱好甚至是发展特长。但与此同时，如果不加以引导和教育，也会让孩子沾染不良思想和行为习惯。由此可见，休闲时间是一把双刃剑，而家长要做的就是引导青少年向积极的方向发展。学校和家长都应该关注孩子的休闲教育。

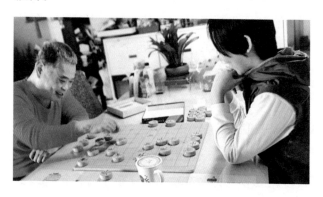

结合青少年的特点，他们的休闲活动具有自主性、灵活性和自由性三个特点。不难发现，不同于学校教学，在休闲活动中，"无意识"起着重要的作用，孩子在休闲活动中接受的是活动本身潜移默化的影响。

二、休闲也需要教育

休闲还需要教育吗？他想干什么就干什么吧。这种观点看似尊重孩子的自由，但是对于三观尚未完成形成又缺乏自律的青少年来说，家长的这种放任自由的态度未免错过了一个难得的教育契机。

休闲一定要科学、文明、道德。一个人在休闲中体现出的道德水平才是最真实的。我们来分四个层面阐释。

第一层，休闲活动要科学。即从实际出发，尊重事实、规律。休闲活动要有计划性，切勿盲目、勉强、过度劳累以及冒险。休闲的同时也要注意人身安全。

第二层，选择有益的休闲活动。休闲的过程对孩子身心具有潜移默化的作用，即要引导他们参加高雅、健康的休闲活动。教导孩子们学会拒绝不良诱惑，学会分辨是非、善恶、美丑。

第三层，要尊重社会公德。道德休闲要不损害他人以及集体的利益。对于休闲方式的选择要从自己的喜好出发，但同时也要考虑到他人，不能妨碍到他人。

第四层，要尊重他人的权益。休闲是自由的、无约束的，思想是放松的。但放松不等于放任。休闲时间、地点、内容、方式的选择也要考虑到他人的权益。例如，当你想要用唱歌的方式来放松时，要考虑到周围人的感受，切勿扰民。

马克思恩格斯在《资本论》中提到"自由王国只有建立在必然王国的基础上，才能繁荣起来。工作日的缩短是根本条件"。现代经济理论也认为，衡量一个国家、一个地区的发展水平，不仅是用年生产总量来衡量，也需要用休闲时间的多少来衡量。当然，成年人也要学会休闲，父母的休闲方式也会是孩子学习如何休闲的重要途径。

三、如何指导孩子进行休闲活动

第一，家长要以身作则。学会安排自己的休闲时间，为孩子树立榜样。假如家长的休闲时间就是用来刷手机，那么想要引导孩子安排休闲时间恐怕是没有说服力的。

第二，对孩子的引导要循序渐进。多指导、多示范、多帮助。教孩子休闲，是让孩子自己学会安排自己的休闲时间，而不是家长包办。并且随着孩子年龄的增长，家长要学会放手。

第三，要做到劳逸结合。活动安排不要太

多、太密，要有充
分的休息。可以
有走神、发呆的时
间，切莫让孩子
的休闲时间比上
学还忙。

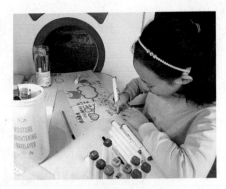

小结一下，家
长有责任教孩子学会休闲，鼓励孩子积极从事休
闲活动，帮助他们选择适当的休闲方式，指导进
行有益的休闲活动，教育他们讲究休闲道德，让
青少年通过休闲得到充分的休息，获得收获，以
培养成为享受高度物质文明和精神文明的人。

第三节　每一天都"重启心理"

疫情期间，也许昨天充满了郁闷、焦虑、担
忧，但每一天都是一个新的开始。当太阳再次升
起时，我们可以忘掉过去，行动当下，确定未
来。以下四点有助于我们像电脑重启一样——
"重启心理"！

一、把无意识进食变为有意识进食

不知道大家是不是都有这样的一种经验，喜欢边吃饭边刷手机、看电视、听新闻或听音频课。看起来好像是我们在抓紧时间做一些可以并行的事情，但是这种进食方式会很难做到细嚼慢咽，好像吃完一顿饭和还没有吃的感觉差不太多。尤其在现在疫情压力比较大的情况下，可能会感觉到悲伤、压抑、焦虑、沮丧，这个时候似乎就更难获得营养、享受美食了。

当家长发现自己或者孩子在进行无意识进食的时候，请予以关注，然后停下来做几次深呼吸，问一问自己或者孩子还要继续吃吗？吃饱了吗？

当决定还要继续吃的时候，请和孩子一起，把分散注意力的东西先拿走，或者关闭新闻课程，可以放一些纯音乐作为背景，然后邀请孩子也把注意力放到食物的口感、味道、气味、色彩等方面上来。这时候进行的就是有意识进食。这是一种为了自我关爱而进行的进食，它能够帮助我们照顾好自己的身体，并且很好地滋养它。

二、与孩子共同感恩，培养生活中的感恩之心

在一天中选择一个时间，带着孩子进行感恩活动。可以是在一天快要结束的时候，很简单的办法就是当孩子躺下或者是快要入睡时，与孩子一起，回想在这一天中要感激的三件事情。入睡前做这样的感恩活动，可以帮助孩子以一种幸福平静的心情入睡。

当然也可以把感恩活动放到白天进行，这样更便于把这三件感恩的事情写下来，当家人聚在一起的时候，每个人都能分享自己的感受。写下来还有一个好处，就是日后感到情绪低落或者遇到困难的时候，还可以把它们拿出来读一遍，重拾当时的一些积极心态。

家长可以首先给孩子做一个示范。认真地对孩子表达感恩，感恩的内容可以是因为孩子细节的行为、简短的话语又或者某些表情，让我们接收到了孩子的善意。比如说，"孩子，感谢你今天快乐的心情影响到我""感谢你认真学习时那种投入的状态，让我好像回到了自己的学生时代""感谢你今天那个看似无意的举动（具体描述），虽然尽在不言中，但让我感受到了你对我

的关怀"。

可以在家庭中设计每天一次的感恩活动，每个家庭成员轮流来做这样的一个感谢，不用长篇大论，不用太多时间，也许只是一句感恩的话语，重要的是培养感恩意识。

当某一位家庭成员表达完自己的感谢以后，其他人都要给他一个"好"的反馈，记住，不是建议，不是评价，更不是指责，而是言语的欣赏、微笑的表情。好的反馈会战胜我们因为"比较"而产生的负面情绪。

在生活中，人们经常会不自觉地与他人进行比较，而这些比较往往会给我们带来压力以及对自己的不满、自责，从而忽略对自己以及家人的肯定。

所以当一家人围坐在一起，认真表达感谢的时候，希望每个人都给他一个鼓励性的微笑，一个欣赏的表情，一句支持的话语，一个温暖的拥抱！

这些都有助于我们克服当下的困难，感受到家庭的温暖，感受到我们作为团体中的一员，有力量，不孤单，敢面对，有希望。

三、发挥孩子的天性，引导孩子创造性地做一些感恩活动

比如，和孩子一起把每天家人所提到的感恩事件，写在彩色纸条上，折成漂亮的五角星。然后请孩子把它们收集起来，放在玻璃罐里，把这个玻璃罐摆在家中显眼的位置。你会发现，我们不需要去打开玻璃罐，仅仅只是看到它，就会回想起当时那些支撑和温暖的感觉。

还可以游戏性地抽取一些记录着我们能量来源的五角星，随意打开一个，便会自动引发当时那种快乐的情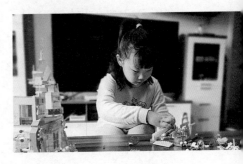绪、身体的回忆，帮助我们有心理能量去克服眼前的困难。

除了一天中三件感恩的事情，还可以和孩子一起，给某个人写一封感谢信。这封信可以是手写拍照送给那个人，又或者是一封电子邮件。收信人既可以是家人，也可以是朋友、老师，甚至是许久不联系的朋友，又或者只是课外班中的同学。

四、教给孩子如何对待不好的回忆、情绪

可以带着孩子把昨天的不如意写下来，然后揉成纸团把它扔掉，就象征你们已经把它们抛下了一样。

还可以带着孩子看看你们写下的这些纸条，再去观察，当看到这些曾经让自己生气、难受、不如意的事情时，此刻自己的感受又是什么样的，对过去的事情有了什么新的领悟或理解。当扔掉这些纸条，又或者感受此刻的感受、得出新的领悟或理解时，你就已经"重启"了自己的心理，开始了新的这一刻。

让我们带领孩子一起，把习以为常变为用心体会，心怀感恩，体验当下，重启心理，拥抱更好的今天！

后 记

2020 年，新型冠状病毒肺炎疫情在全球蔓延，对人类健康造成严重威胁。有效地加强健康防疫知识教育，成为基础教育迫在眉睫的命题。为此，我们组织编写了《中小学生疫病知识与心理健康手册》。本书根据中小学生的特点，将医学知识与心理健康相结合，帮助中小学生掌握疫病知识、加强防护意识、合理调节情绪，让他们在各类重大疫情面前学会敏锐洞察、深刻思考、坚守信念、尊重知识、从容应对，真正成为一名心有温度、行有智慧的未来社会建设者。

在编辑过程中，我们还专门成立了编委会，统一协调各项工作。为了使本书顺利出版，中国中医科学院和北京市第三十五中学等有关单位给予了大力支持。本书由刘剑锋先生和宋京红女士担任主编，具体编写分工如下：第一部分：第一章、第三章，党迎迎；第二章，朱婷钰；第四章，刘美含。第二部分，赖安婷。第三部分，刘玺儒。漫画部分由杨向东绘制。刘筠心、鲁煜涵、鲁煦涵、于梦琪、李稚、蔡睿琪、常梓昱同学也为本书提供了帮助。

人民出版社有关领导及同志在编辑出版过程中花费了很大精力。在此，对所有参加此项工作并付出辛勤劳动的单位和同志们、朋友们致以由衷的敬意和深深的感谢。

由于我们水平有限，书中难免出现疏漏和错误，望请大家不吝指正。

本书编委会

2020 年 4 月

策划编辑：鲁　静
责任编辑：刘松弢
美术编辑：杜梦甜
责任校对：周　昕

图书在版编目（CIP）数据

中小学生疫病知识与心理健康手册 / 刘剑锋，宋京红 主编 .—北京：
　人民出版社，2020.4
ISBN 978－7－01－021924－0

I.①中⋯　II.①刘⋯②宋⋯　III.①日冕形病毒－病毒病－肺炎－
　预防（卫生）－心理疏导－青少年读物　IV.① R395.6-49

中国版本图书馆 CIP 数据核字（2020）第 034844 号

中小学生疫病知识与心理健康手册
ZHONGXIAOXUESHENG YIBING ZHISHI YU XINLI JIANKANG SHOUCE

刘剑锋　宋京红　主编

人民出版社 出版发行
（100706　北京市东城区隆福寺街 99 号）

北京尚唐印刷包装有限公司印刷　新华书店经销

2020 年 4 月第 1 版　2020 年 4 月北京第 1 次印刷
开本：880 毫米 × 1230 毫米 1/32　印张：7.625
字数：114 千字

ISBN 978－7－01－021924－0　定价：29.00 元

邮购地址 100706　北京市东城区隆福寺街 99 号
人民东方图书销售中心　电话：（010）65250042　65289539